PHNブックレット24
全国保健師活動研究会 企画・編集

ポストコロナの公衆衛生
健康対策と保健師活動の課題

特集 災害と保健師活動
東日本大震災からどう復興したか
東日本大震災・原発事故から復興に向けた課題

第56回全国保健師活動研究集会報告集

鈴木 るり子／小野寺 初枝／岡部 信彦／高鳥毛 敏夫／波川 京子／
小松 康則／野尻 孝子／廣田 陽代／梅原 和恵／伊勢田 堯／
関川 清美／佐藤 久美／佐々木 昭三／近藤 直司／辻本 士郎／
篠崎 次男／服部 真／中山 徹

萌文社

発刊にあたって

　第 56 回全国保健師活動研究集会は、元日に起きた能登半島地震で各県から順次保健師が派遣され被災地支援が行われる中での開催となりました。能登半島の地理的特性があるとはいえ、救援活動が困難を極め、災害関連死が直接災害死を上回り計 475 人にも上るという厳しい状況、更に 9 月には豪雨災害に見舞われ、住民は今なお避難所生活を余儀なくされており、支援体制の在り方に多くの課題が残されています。

　この冊子は、第 56 回全国保健師活動研究集会の内容を収録し、加えて「東日本大震災後 10 年余の今」と題し、現場からのレポートを依頼し、掲載しました。地震・津波による、その一瞬にして山もビルも人々も飲み込む自然の破壊力の恐ろしさと備えの必要性、原発事故では、長引く心身の健康被害で人知れず生活に苦しむ人々がいかに多いかを報告しています。過去の災害から何を学び、いかに支援活動、防災活動に取り組むのか、私たち保健師の重要な課題と考えます。

　今回の集会では、講師・助言者の先生方から、感染症対策も、災害対策、被災地支援対策も、平時からの関係者連携での対策づくりや、常に俯瞰的な視点で地域を診、予防啓発活動が大切であること。地域での住民との科学的な学習活動、公衆衛生の活動が重要との熱いメッセージをいただきました。

　また、今政府が進めているデジタル化について、利便性優先の一方で、自治体における窓口機能の縮小化がすすみ、高齢者や障がい者、様々な困難を抱える人々が公共サービスからとり残されかねないこと。生活に不自由を強いられ、ときには危機的状におかれかねない危険性があること。住民の誰一人とり残さないためには、自治体機能の再生をはかり、地方自治を貫く住民主体の自治体づくりが求められるとのご講演をいただきました。

　お忙しい中、各分野で詳細な資料をもとにご指導いただきました先生方に、心より感謝申し上げます。

　学習講座は、2 つの分科会、2 つの実践講座、3 つの基礎講座を開設。改めて公衆衛生の基本に立ち返り、コロナ禍で失われた地域住民とのつながりを取り戻し、住民とともに歩む保健師活動の実践を柱として、どの会場も講師、参加者ともに熱気あふれる集会でした。

　保健師や関係者の皆様にこの冊子を活用していただき、今後の公衆衛生活動、保健師活動に活かしていただければ幸いです。

運営委員長　林惠子

目　次

発刊にあたって　3

特集　災害と保健師活動

東日本大震災からどう復興したか
　～保健師の目で見た岩手県大槌町の 13 年～ ……………………………鈴木るり子　9

東日本大震災・原発事故から復興に向けた課題………………………………小野寺初枝　27

第 56 回全国保健師活動研究集会報告集

基調講演
　ポストコロナの公衆衛生を考える
　～健康対策と保健師活動の課題～…………………………………………岡部信彦　39

シンポジウム
　感染症のパンデミックへの自治体の対応と住民支援の課題
　………………………………………高鳥毛敏夫・波川京子・小松康則・野尻孝子　62

実践講座 1 －① 　乳幼児のからだの発達講座
　母と子の相互の育ちあいと保健師の役割…………………………………廣田陽代　83

実践講座 1 －② 　母子保健事業の実態と、こども家庭センターなどへの移管問題の今後は
　保健師の活動や専門性を考える……………………………………………梅原和恵　85

実践講座 2 　「どう治すか」から「どう生きるか」へ
　生活臨床の探求～精神疾患の"常識"への挑戦～…………………………伊勢田堯　92

実践講座3　保健師活動の基本は住民とともに・住民の中で

地区に出て住民とともにつくる公衆衛生………………関川清美・佐藤久美　102

基礎講座1

働く人たちの健康問題を考える……………………………佐々木昭三　107

基礎講座2

児童虐待、ヤングケアラーなどへの課題、

　　保健活動としての支援のあり方を考える………………近藤直司　125

基礎講座3

依存症を学ぶ…………………………………………………辻本士郎　136

分科会1

高齢者問題と地域づくりの課題……………………………篠崎次男　144

分科会2　健康社会建設を目指して保健師に求められるもの

中高年世代の健康問題を考える……………………………服部　真　156

記念講演

デジタル化と地方自治………………………………………中山　徹　166

特集
災害と保健師活動
過去の災害から学び
今後の活動に生かすために

特集　災害と保健師活動

東日本大震災からどう復興したか
～保健師の目で見た岩手県大槌町の 13 年～

岩手保健医療大学　**鈴木るり子**

はじめに

2011 年 3 月 11 日、巨大地震と大津波による東日本大震災が発生した。大事な人も財産も一飲みにして立ち去り、残された私たちは、ただ茫然と心を亡くしたようにその後を過ごした。寸断された道。瓦礫と化した街。私達の暮らしはどこに消えたのか、「生きていて良かった」声にならない頷きだけの会話だった。「できることをしよう advocator、代弁者になろう」1,400人を失った岩手県大槌町に全国から保健師達が集結し、震災 1 ヵ月半後の全戸家庭訪問を行った[1]。目的は 2 つ。1 つは町民の健康状態を家庭訪問で把握し、支援の必要な人を見出し、支援につなげる。2 つ目は安否確認により住民基本台帳を整備する事である。最終的には、これらの調査結果を基に、町の復興に向けて提言し、将来的に街の保健福祉計画等の策定に活かしていただく事を目的とした。3 月 1 日の大槌町住民基本台帳による人口は 16,058人で、そのうち全戸家庭訪問で 13,935 人（86.8％）の安否情報を把握・確認できた。

今回の震災で、把握された「死亡と行方不明」は、1,412 人（10.1％）で、65 歳以上の高齢者は 851 人（60.2％）であった。また、町民の健康状態については、5,082人（31.6％）の把握が出来た。健康課題は、地震・津波の影響と元からあった課題が顕著となった。4,952 人の現病歴では、高血圧症 1,123 人（22.7％）と最も多く、次いでうつ病以外のその他精神面 241 人（4.9％）、糖尿病 204 人（4.1％）、心疾患他循環器 171 人（3.5％）であった。いくつかの疾患が突出して高率である地域もあり、災害による心理的身体的ダメージ、経済的問題への必要性が示唆された。保健師による全戸家庭訪問調査後に、岩手県沿岸部で実施した 10 年間の大規模コホート研究 RIAS Study [2]~[4] を展開した。

東日本大震災からどう復興したか～保健師の目で見た 13 年を 2 つの研究成果から見えてきた終わりのない災害支援について述べる。

* RIAS：Research project for prospective Investigation of health problems Among Survivors of the greateast Japan earthquake

1．東日本大震災後の保健師による全戸家庭訪問健康調査から見えてきたこと

1）岩手県上閉伊郡大槌町の概要

◉調査対象
岩手県
　上閉伊郡
　　大槌町全域

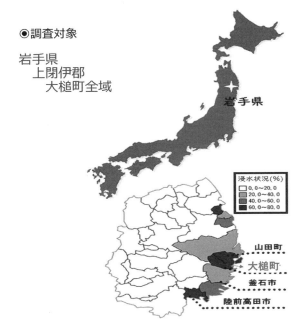

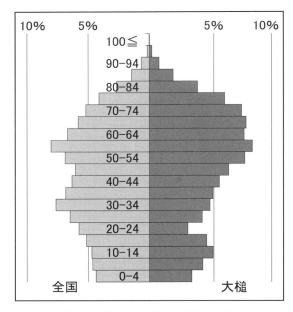

図：年齢別人口分布（2005年）

人口：1万5276人
世帯数：5689世帯
（岩手県人口：133万147人、世帯数：48万3971世帯）
【人口構成】
　年少人口11.4%
　労働人口56.2%
　老年人口32.4%（全国23.1%）
　　　2010年10月1日国勢調査より

2）地震・津波・火災発生

地震
①発生時間：2011年3月11日 14：46
②震源地：三陸沖
③震源の深さ：約24km
④震源の規模：マグニチュード9.0
⑤震度：6弱（岩手沿岸南部）

津波
①津波警報：大津波警報
　　　　　　3月11日 14：49
　津波警報切替　3月12日 20：20
　津波注意報切替　3月13日 7：30
　津波注意報解除　3月13日 17：58
②津波到達：第1波観測
　　　　　　3月11日 15：21　4.2m
③津波浸水高等　22.2～10.7m

火災発生

3）大槌町の被災状況

2020年9月15日現在
　人的被害状況 1,286名
　死亡届者 1,233名：
　　　　身元判明者 821名
　　　　行方不明者 412名

行方不明者数死亡届未受理1名
関連死52名
被災前人口に対するの割合は8.4％
（岩手県内で最も大きい）

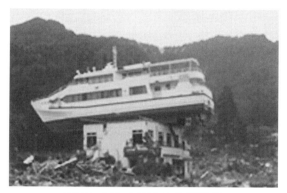

民宿に打ち上げられた観光船

行政や医療・保健の機能を担う施設（町役場、県立病院、診療所）は沿岸部に集中、壊滅的な被害を受けた。
津波浸水面積：4平方キロメートル（住宅地・市街地面積の52％　岩手県内で最も大きい）
瓦礫推計量：72万トン
　　　　　　　　　　出典：大槌町

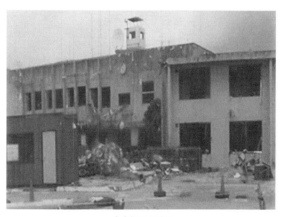

大槌町役場

4）全戸家庭訪問健康調査活動概要

（1）調査目的
　①安否確認による住民基本台帳の整備
　②住民の健康問題の明確化
　③早急対応・支援者への支援と町保健師への連携
　④町の復興に向けての提言
　⑤町の保健福祉計画などの将来策定への活用

（2）実施方法
　①調査A：保健師による全戸家庭訪問（避難所含む）
　②調査B：フォーカスグループインタビュー：青年団・婦人会・消防団
　③調査C：保健福祉関係の社会資源に重点を置いた地域アセスメント。特に福祉避難所となった施設6法人

（3）実施日程：2011年4月23日（土）〜5月8日（日）

（4）参加者：全国保健師教育機関協議会・NPO法人公衆衛生看護研究所・全国保健師活動研究会メンバー。保健師等全国から137人、述べ555人

（5）調査の実際
　①朝・晩：ミーティング＋御飯　日中：調査
　　新しい情報・資料・訪問地域・受持ちの確認
　②調査内容

- 震災当日～現在の経過・家族の安否情報・健康状態
- 自宅被害状況・町への問合せ・要望等
③調査対象者を、フォローの必要別に区分
- 要緊急対応（2週間以内）・要支援（3か月以内）・要経過観察（6か月以内）
- 緊急対応・要支援事例は、直ぐに大槌町保健師に報告

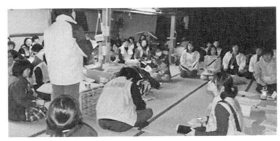

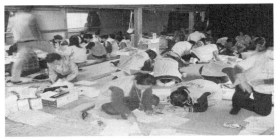

記録整理は夜中まで続いた

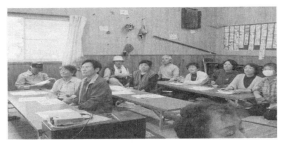

住民への報告会

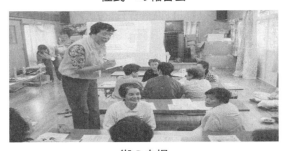

街の自慢

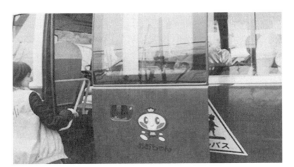

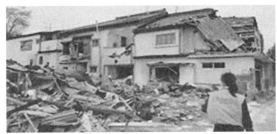

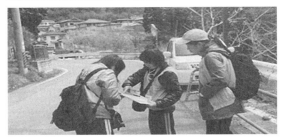

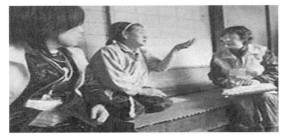

5）調査結果
- 調査A：
  訪問件数：3,728件、相談件数：5,117件
  早急に対応が必要：53人（1％）
  要支援：229人（4.5％）
  要経過観察580人（12.6％）
  ＊きょうされん（障がい者）の実態把握：

113人
人口ピラミット作成：住民基本台帳へ入力済 13,935人（86.8％）
・調査B：
　5月5日実施　フォーカスグループインタビュー青年団、婦人会、消防団
・調査C：5月5・6日　6法人実施

（1）地震・津波災害後の大槌町人口ピラミッド
①高齢者、働き盛りの方々を多く亡くしていた
②町外に行かれた方は各年齢層に渡っていた

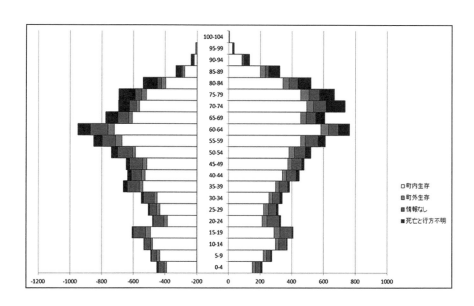

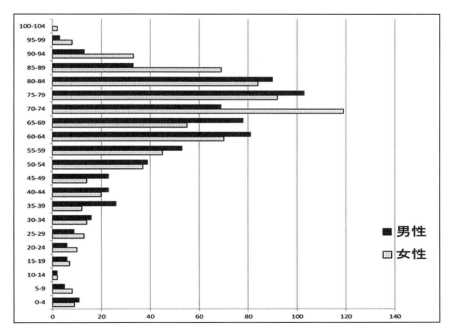

（2）緊急対応が必要な事例から
① 急対応が必要な事例53名中、高齢者は34名
　タイプ1：治療中断・未受診による悪化（高血圧・糖尿病・心疾患等）……13名
　タイプ2：元から脳卒中等で、介護を受けながら生活していたが、自宅が浸水して避難→動かなくなって寝たきり→褥創発生・悪化等
　タイプ3：認知症が悪化。環境の激変で戻ってこれない
　タイプ4：介護保険サービス中断による状態悪化……7名
　タイプ5：介護保険サービスが必要……5名
② 医療・介護サービス継続の必要性

（3）震災関連死の危険性が高いケースの発見
① ケース1
　褥瘡（床ずれ）が発生した寝たきり高齢者（1）
　・70代男性、妻と2人暮らし
　・週1回の訪問入浴サービス利用

　　　震災で自宅が浸水
　　　　→息子宅に避難
　　　　→介護サービスが中断
　　　　→寝たきり進行
　　玄関先での妻との会話から、男性の身体機能の低下を予測し直接会わせていただく事を依頼

↓

褥瘡を発見

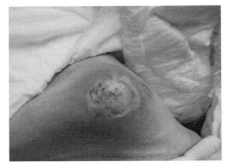
右腰部（大転子部）に5×5cmの褥瘡

↓

医療処置チーム（J-MAT＊）
＊日本医師会災害医療チーム

② ケース2：震災直後
　・50代の独居男性
　・糖尿病性腎症による腎不全で人工透析＊

　　震災で町が一変（自宅のすぐそばまで全壊）
　　　→心理的ショック
　　　→透析を受けていた医療機関も全壊

　『自分から外にSOSをする気力がおきず、このまま人工透析の治療を受けずに家で死のうと思った。』

　『津波で多くの人が亡くなったのに、助かった命を粗末にしてはいけないよ。』

↓

我に返り、震災後数日経ってから、避難所へ→ヘリで緊急搬送され入院

③ ケース3
　PTSD（心的外傷後ストレス障害）のリスクのある中年者（1）

- 自分も津波に流された50代男性
- 避難所から職場に通勤

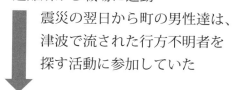

震災の翌日から町の男性達は、津波で流された行方不明者を探す活動に参加していた

『自分は4歳くらいの女の子をみつけた。両手で抱き上げ、近くの安置所に連れて行った。一人の死体は怖いけど、沢山の死体を前にすると<u>怖さがなくなる。</u>それが怖い。<u>震災の日から、からだの調子がずっとおかしい。</u>』

PTSD（心的外傷後ストレス障害のリスクのある中年者（2）
- 一見、健康に見えたが、会話の中からこころの傷の深さを感じた
- 被災者本人が自覚していないこころの傷が潜在している可能性があるため、こころの健康度を測るPTSD等のスクリーニングが必要

今後、起こりうるこころの問題を想定した継続的な見守りが必要

（4）社会資源の不足により発生する問題
病院が津波被害、障害者施設を避難所として使用
訪問看護ステーション利用者が減少（例 34人→2人へ）
施設損壊により機能縮小
↓
サービス減少　存続の危機
↓
職員の解雇

働き手が町外へ移住してしまう危険性

町の資源が乏しくなる危険性
※一時的に利用者が減っても町に資源・機能を維持し、雇用を確保する必要！

6）町への提言
5月7日：副町長へ、
5月8日：総務課長・地域整備課長
大槌町への提言書の提出
岩手大槌町民の健康状況把握のための訪問調査」に基づく提言（第一報）
2011年5月8日（日）
提言者
- 鈴木るり子（岩手看護短期大学・教授、元大槌町保健師）
- 村嶋幸代（一般社団法人全国保健師教育機関協議会会長）
- 他、調査に参加した保健師141名

協力団体
- NPO法人公衆衛生看護研究所
- 全国保健師活動研究会
- 一般社団法人全国保健師教育機関協議会

7）復興委員会への参画
大槌町復興まちづくり創造会議メンバーとして10月13日参加

2．震災関連死

1）災害関連死：内閣府2019年4月に、災害関連死を減らすためにも、数の把

握が重要であると認識し、その前提となる災害関連死について定義し、関係省庁で共有するとともに、自治体に周知した。

2）**災害関連死の定義**：当該災害による負傷の悪化又は避難生活等における身体的負担による疾病により死亡し、災害弔慰金の支給に関する法律（昭和48年法律第82号）に基づき災害が原因で死亡したものと認められたもの（実際には災害弔慰金が支給されていないものも含めるが、当該災害が原因で所在が不明なものは除く）

3）**震災関連死の定義**：復興省2012年5月11日第1回震災関連死に関する検討会於いて決定
「東日本大震災による負傷の悪化などにより死亡し、災害弔意金の支給等に関する法律に基づき、当該災害弔意金の対象となった者」

4）**震災関連死の原因として市町村から報告があった事例**
復興庁：2012年8月21日　参考資料5
（％は報告事例1,950件に対する割合）
1－1　病院の機能停止による初期治療の遅れ（5％）
1－2　病院の機能停止（転院を含む）による既往歴の増悪（15％）
1－3　交通事情による初期治療の遅れ（1％）
2　　　避難所等への移動中の肉体的・精神的疲労（21％）

3　　　避難所等における生活の肉体的・精神的疲労（33％）
4－1　地震・津波のストレスによる肉体的・精神的疲労（8％）
4－2　原発事故による肉体的・精神的疲労（2％）
5－1　救助・救護活動による激務（0.8％）
6－1　その他（11％）

5）**東日本大震災における震災関連死の死者数**

（都道府県・年齢別）復興省
（2021年3月31日現在）

都道府県	合計	年齢別		
		20歳以下	21歳以上65歳以下	65歳以上
岩手県	470	1	64	405
宮城県	929	2	118	785
山形県	2	0	1	1
福島県	2,319	3	231	2,085
茨城県	42	2	6	34
埼玉県	1	0	1	0
千葉県	4	0	1	3
東京都	1	1	0	0
神奈川県	3	0	1	2
長野県	3	0	0	3
合計	3,774	9	423	3,342

6）**東日本大震災関連死審査議事録の保存**
（毎日新聞調査結果：2021年3月29日1面）
審査委員会を設置した岩手・宮城・福島県内29自治体のうち、仙台市など5自治体が保存期間を過ぎた議事録の永年保存を決定。
他の6自治体は、規定に基づき既に廃棄。廃棄を決定しているが約6割にあたる自治体は永年保存するか廃棄するか結論を出していない。

災害弔慰金の支給を決める審査会を設置した自治体の議事録の取り扱い

	永年保存決定	その他の保存などまたは廃棄
宮城県	仙台市　石巻市 気仙沼市 大河原町	検討中：宮城県・塩釜市・名取市・多賀城市・岩沼市・東松島市・柴田町・ 　　　　亘理町・山元町・女川町・南三陸町など12市町委託
福島県	飯舘村	福島市・郡山市・田村市・西郷村：10年で廃棄 いわき市・相馬市：5年で廃棄 検討中：双葉地方町村会（富岡町など8町村で構成）・二本松市・南相馬 　　　　市・川俣町・鏡石町
岩手県		未定：岩手県・盛岡市・山田町 　　　釜石市など17町村委託

震災関連死を認定する審査委員会議事録は永年保存を震災関連死は「助かった・助けられた命」震災の記録であり、震災関連死に至ったを知るための記録。震災の教訓であり、予防対策に生かしていかなければならない記録

災害関連死認定審査会―全国的に設置進まず―共同通信調査結果発表　2024／05／06　国は2019年設置条例努力義務化認定の遅れが生活再建に大きな影響が生じる
- ・調査期間：2023／3〜4月
- ・対象：都道府県庁所在地（東京は新宿区）、政令指定都市、中核市の87市区に実施
- ・回答率：100％
- ・結果：審査会条例化なし：42市（48％）正確で迅速な審査のための準備が出来ていない
  - ：62市（71％・規定があってもできていない含）

能登半島地震で大きな被害を受けた奥能登2市2町無

3．終わりのない災害支援

震災関連死ゼロ作戦―「住まい」と「住まい方」の重要性―（＊RIAS研究報告から）
東日本大震災被災者の健康状態等に関する調査研究（概要）

東日本大震災に伴う被災者の心身の負担等による健康影響を10年間に渡り把握する。
- ①東日本大震災被災者への適切な健康管理の実施
- ②今後の重大災害時の健康支援のあり方の検討

岩手県被災者コホート研究（RIAS study）
対象地域の被害状況自治体別　健診受診者年齢分布
- ・8年間すべての健診を受診した者（n＝3,881）

地区別対象者の特徴：居住形態との関連
　居住形態別：2018年の健診受診者
- ・2018年時点における居住形態と、健診所見、生活習慣、心理社会的要因

東日本大震災被災者の健康状態等に関する調査研究（概要）

研究趣旨

東日本大震災に伴う被災者の心身の負担等による健康影響を、１０年間にわたり把握する。
①東日本大震災被災者への適切な健康管理の実施　②今後の重大災害時の健康支援のあり方の検討

主な調査内容

被災者の健康状態等に関する調査 → 被災直後 → 避難所 → 仮設住宅 → 自宅

2011年度から10カ年のフォローを予定
（2012年度〜　厚労科研「健康安全・危機管理対策総合研究事業」にて実施）

健康診査等による評価

コア調査項目

・氏名、性別、年齢、生年月日、居住地（被災前・被災後）、被災状況
・疾患（生活習慣病等）、歯科保健、栄養、心の健康等に関する基本的な項目
・健診：身体測定、血液検査、呼吸・循環機能

被災者の特性に応じた追加調査

・透析患者、難病患者、がん患者
・妊婦、乳幼児
・障害者（身体・知的・精神）
・高齢者（生活不活発病、認知症等）
・PTSD　等

長期追跡調査による評価

脳卒中・心疾患・がんの罹患状況、死亡状況調査、医療受療状況、介護情報等に基づき、被災状況別にみた長期追跡調査を行う。

○毎年定期的に、コア調査および該当者への追加調査を実施する。平成24年度は2万人を対象（予算積算）
○調査により、必要に応じ、保健指導（個別相談、栄養・運動指導等）、医療機関等への紹介を行う。
○調査は10年間の計画で実施、今後の災害発生時の被災者の健康管理に資するものとする。

※2011年度には、このほか避難所運営等に関する「被災者を支える体制に関する調査」を併せて実施

の関連性を検討

・居住形態
「震災前と同じ」（n＝3,372）
「仮設住宅（プレハブ・みなし仮設、災害公営住宅）」（n＝605）
「それ以外」（n＝1,652）
（欠損値：n＝9）

基準人口データ出典

✓国民健康・栄養調査　H 28
肥満、血圧、尿病、質異常症（治療中、もしくは HDL ＜ 40）、脂質異常症（non-HDL ≧ 170）、喫煙、飲酒、運動（＊参考値）

✓国民生活基礎調査　H 28
こころの健康、主観的健康観

✓インターネット調査・職場調査N＝

10,424 人（Sleep Medicine 2005：6（1）：5-13））睡眠（＊男女計の粗率

健診所見・生活習慣・心理社会的要因と居住形態との関連：まとめ
仮設住宅居住者において：

・健診所見：肥満が男女とも多くみられ、また糖尿病および脂質異常症（HDL ≧ 170）が仮設住宅の男性で多かった

・生活習慣：喫煙が多く、運動習慣のある者は少なかった（また、昨年と異なり飲酒は仮設住宅の男性で少なかった）

・心理社会的要因：こころの健康「不健康、不眠、主観的健康観不良、

・社会的支援不足の者が多く、ソーシャ

ルキャピタルもやや低い傾向がみられた

災害公営住宅住居形態

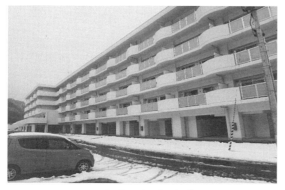

マンションタイプ

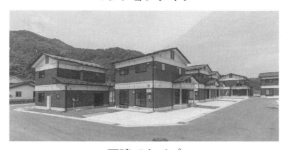

戸建てタイプ

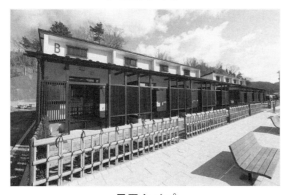

長屋タイプ

被災地における住宅事情の変遷 2011年3月11日に発生した東日本大震災は東北地方の太平洋沿岸部に甚大な被害をもたらした。

被災者の多くは住居を失い、慣れない地域への移転を余儀なくされた。

震災や津波などの自然災害は被災者が自分の意志に関係なく元々あったコミュニティ、社会資源からの断絶を余儀なくされるきわめて特殊な環境下といえる。

特に高齢者に於いては、心身の衰えに加え、経済的な負担から、住まいや住まい方の選択肢が限られる可能性がある。

しかしこれまでの所、被災齢者の居住形態と住まい・住まい方の特徴を検討した研究は十分とは言えない。

研究目的

2018年度RIAS調査研究参加住民における現在の居住形態と「住まい」と「住まい方」の関連について量的、質的に検討する。

研究Ⅰ：質問紙調査：2018年度RIAS調査票へ回答した65歳以上の地域在住高齢者について居住形態と住環境リスクの関連について検討した。

研究Ⅱ：訪問調査：RIAS調査参加者のうち、災害公営住宅に居住しており健康状態にリスクが認められた高齢者に対し面接を実施。調査内容を整理した。

【研究Ⅰ】研究方法

【調査対象】

<u>2018年のRIAS研究※に参加した65歳以上の高齢者3856名</u>

岩手県における東日本大震災被災者の支援を目的とした大規模コホート研究発災後6か月より毎年実施

研究1の研究方法

RIAS では、被災者の健康管理と、今後の災害時の健康支援のあり方を検討することを目的に、発災6ヶ月後から毎年自治体健診に合わせて調査を行ってきた。

本研究では、2018年のRIAS研究に参加した65歳以上の者3905名のうち、調査項目に欠測のない男女3856名を解析対象とした。

調査方法ならびに項目

・<u>自記式質問紙調査票</u>、ならびに健診データ。健診時に合わせて配布・回収

・独立変数：居住形態
震災前と同じ（同所再建含む）、仮設・見なし仮設、災害公営住宅、新所新築、その他に分類を行った。

調査方法ならびに項目

・従属変数：「住まい」→住まいの健康度調査票

【国土交通省】使用：

―それぞれの設問に対し、「よくある（1点）」～「全くない（4点）」の合計88点満点

―点数が上がるほど"住まいの健康度が高い"

「住まい」については、国土交通省が行っているスマートウェルネス住宅等推進調査における住まいの健康度調査票を使用した。

本調査票は居間、寝室、トイレなどにおける寒さ、音動、段差の危険、防犯、プライバシーについて22項目にわたり設問しており、それぞれの設問に対し「よくある」～「全くない」の合計88点満点として、点数が上がるほど"住まいの健康度が高い"と評価する。

調査方法ならびに項目

・従属変数：「住まい方」
→独居有無
→ソーシャルサポートネットワーク
Lubben Social Network Scale 短縮版を使用

「住まい方」については、独居の有無、ソーシャルネットワーク、ソーシャルキャピタルについて設問しました。

ソーシャルネットワークはルーベンのソーシャルネットワークスケールを用い、総合得点12点未満をソーシャルネットワーク低下群と評価した。

		評価方法	
質問項目	点数	総合評価	「誰」からのサポートか
月1以上の家族親戚	0=0人 1=1人 2=2人 3=3-4人 4=5-8人 5=9人以上 各設問の得点を合計	<12点 社会的支援低下群 vs. ≥12点 社会的支援良好群	家族・親戚から <6点 vs. ≥6点 低下群　良好群
話せる家族親戚			
助け求めれる家族親戚			
月1以上の友人			友人から <6点 vs. ≥6点 低下群　良好群
話せる友人			
助け求めれる友人			

●調査方法ならびに項目

・従属変数：「住まい方」

→ソーシャルキャピタル―「強くそう思う（5点）」～「全くそう思わない（1点）」の20点満点

―点数が上がるほど"ソーシャルキャピタルが高い"

―15点未満を"低ソーシャルキャピタル"と定義

ソーシャルキャピタルについては、まわりの人々はお互いに助け合っている。まわ

りの人々は信頼できる。まわりの人々はお互いにあいさつしている。何か問題が生じた場合、まわりの人々は力を合わせて解決しようとするの4項目に対しては本研究独自のものとなるため、事前に1因子で説明できるかどうかの因子分析を行った。

　結果、この4項目はソーシャルキャピタルの社会的結合を表す尺度として1つの指標となることが示され。この尺度は全分散の68.9％を説明し、スケールの固有値は2.76であり、カイザー・グットマンの基準を満たしていた。またクロンバックのアルファ係数は0.85と良好な内部整合性の信頼性を有していた。その他考慮に入れた項目は基本属性（性、年齢、居住地、婚姻形態、被害状況、生活習慣、既往・現病、睡眠薬用、心理的苦痛、要介護認定）

◉解析方法

・居住形態の「同じ（同所再建含む）」をレファレンスとした居住形態と「住まい」「住まい方」それぞれの関連ついて、ロジスティック（カテゴリカル）および重回帰（連続量）分析を用いて検討した。

・補正には各従属変数について、性、年齢および有意水準20％にて関連が認められた項目を投入した。

性、年齢、居住地、婚姻形態、身内の死亡、暮らし向き心理的苦痛、睡眠薬使用、喫煙・飲酒・運動習慣、心筋梗塞既往、高血圧、糖尿病、脂質異常症、慢性腎臓病、要介護認定。

解析方法

　居住形態の「震災前と同じ」をレファレンスとした居住形態と「住まい」「住まい方」それぞれの関連ついて、ロジスティック（カ

テゴリカル）および重回帰（連続量）分析を用いて検討した。

【研究Ⅱ】研究方法

【調査対象】

　2018年のRIAS研究に参加した65歳以上の大槌在住災害公営住宅入所者54名の内1つ以上の健康状態の項目が「不良」であった44名。

調査期間：2019年12月25—28日

◉調査方法：訪問調査

　事前に電話により調査目的を伝え、了解を得られた対象に訪問を実施；当日は調査員1名が自宅訪問；一人あたり約20分；同じ住まいに複数の該当者がいる場合はそれぞれ面接を行った；また、当日該当者が不在の場合は、同居家族に面接を行った。

◉調査項目

入居年及び入居までの転居回数

2018年度健診結果後の治療状況

住環境、家族構成も含めた生活状況等

【研究Ⅰ】の結果

　解析該当者3856名のうち、男性1508名、平均年齢75.5 ± 6.1歳でした。

　居住形態別の基本属性です。震災前と同じ群、新所新築群で結婚している者が多く、災害公営住宅群では離婚、死別者が多かった。

　また暮らし向きでは、災害公営住宅群がダントツに「悪い」と回答した者が多く、次いで仮設・見なし仮設群、その他の群で多かった。

　他の居住形態と比べ、災害公営住宅群で、運動習慣がない、睡眠薬の使用、要介護認定の割合が高かった住居形態と「住まい」の関連では、震災前と同じ群と比較し、仮

設・見なし仮設群の健康度が不良。

一方災害公営住宅、新所新築、その他の住居群においては住まいの健康度が有意に良好であった。

住居形態と「住まい」の22項目それぞれの回答との関連を見ると、震災前と同じ群と比較し、仮設・見なし仮設群では、狭さ、暗さ、寒さ、カビ、防犯面で有意にリスクが高く、その他の住居群では「住まい」の問題についてはリスクの低下が認められたが、その該当個数は新所、災害公営住宅、その他の順に減ってきている事が示された。

他方、住居形態と「住まい方」の関連では、震災前と同じ群と比較し、災害公営住宅群で独居者が有意に多く、住居形態と「ソーシャルネットワーク」の関連では、震災前と同じ群と比較し、災害公営住宅群で有意に低いソーシャルネットワークが認められたが、誰からのサポートかの内訳から、災害公営住宅群では家族からの低いソーシャルネットワークが、新所新築群では友人からの低いソーシャルネットワークがそれぞれ有意に関連していた。

災害公営住宅、新所新築群で「ソーシャルキャピタル」が有意に低かった。

【研究Ⅱ】の結果

該当者44名中、39名に訪問調査を行った。そのうち、独居高齢者は24名であり、39名全員が現在の災害公営住宅を「終の住処」と考え、今後転居予定はないと回答していた。

面接者39名の8年間の居住形態の変遷を示している。

39名全員が災害公営住宅に入居するまで様々な住居を転々としてきています。

「住まい」についての聞き取り内容（39名）は戸建て、集合住宅別の「住まい」についての聞き取り内容である。

満足しているという声が多い一方で、特に集合住宅に於いて乾燥や、音、狭さの問題をあげていた。

本研究から住まいに於いては、仮設・見なし仮設をのぞき、住まいの健康度は高い一方、住まい方に於いては、災害公営住宅、新所新築群に於いて、低ソーシャルキャピタル、低ソーシャルネットワークのリスクが高いことが示された。

また災害公営住宅群は、他の居住形態居住群と比較して、独居者が多く、暮らし向きも悪い状態にあることが示された。

現在仮設・みなし仮設に住んでいる高齢者はいずれ災害公営住宅、新築に移転する者であることから、災害公営住宅、新所新築での比較を行うと、まず、住まいについては、ともに健康度は高かったものの、根底に経済力からくる選択肢、自由度の差が、満足度に影響を与えていると考えられた。

他方、住まい方については、高齢者では、既存コミュニティの有無にかかわらず、新たな土地でソーシャルキャピタル＆ネットワークを築くことは難しい現状がうかがえた。

本研究では、対象者の社会活動、周辺環境についての情報は把握されておらず、研究限界と考えられるが、地域的なつながりは将来の健康への好影響となることからも、きっかけづくりなど新たなコミュニティ構築に関する介入研究が必要であり現在継続中である。

震災関連死は「助かった・助けられた命」その為には災害関連死ゼロ作戦として、早期の安定した「住まい」と「住まい方」の重要性を考え研究を継続している。

おわりに

東日本大震災から13年目の大槌町には終わりのない支援が必要と考えている。

巻末に資料として掲載しているのでご覧いただきたい。

大槌町は東日本大震災津波で1,286名が犠牲になった。被災前人口に対する割合は8.4％で岩手県内で最も高い割合であった。役場職員は災害対応していたが庁舎前にテントを張り災害対策本部を設置した、大きな誤りを起こした。

犠牲になった職員40人中28人が役場庁舎前の本部で亡くなった。ご遺族はどのように逝いたのか検証を求め役場職員からの聞き取りが始まった。完成したのは震災から10年後の2021（令和3）年7月「大槌役場職員大槌町東日本大震災津波犠牲者状況調査報告書」を発行した。それ以前にも大槌町は、2014（平成26年）3月：大槌町東日本大震災検証報告書発行。2019（令和元年）7月：東日本大震災記録誌「生きる証」発行している。しかし、遺族の方々の町防災行政の実務担当者への検証を望んでの役場職員がなぜ40人も犠牲になったのか？そして被災した役場庁舎の解体工事にも遺族の反対があり裁判になった。大槌町長は被告人となった。裁判は平成31年1月17日判決言渡が行われ無罪となった。

私は、2011年3月13日大槌入りした。津波とその後の火災で町はまだ燃えていた。我が家は高台にあったが流出し残されているものは無かった。多くの親族も失った。

本文のはじめにに書いたように残された住民のadvocatorになろうと昼夜なく住民と過ごした。保健師は「住民に育てられたんだと……」「住民は私に向かって足がある……」「生きていたんだ……」あとは言葉にならなかった。ゆるぎない繰り返しの言葉で勇気をもらった。避難所では役場職員のメンタルに心を配った。K6（こころの健康）のチェクリストを持ち歩きながら血圧測定をし、休養と治療を促した。全戸家庭訪問では延べ555人の仲間と住宅地図を持ち全戸家庭訪問をし、生存確認をして、町行政に必須の町長選挙に繋げることが出来た。

終わりのない支援は、行政職員にも必要である。職員がいなければ復興に必要な罹災証明書をはじめ行政手続きが出来なくなることです。被災地の行政職員を守る砦に保健師はなってほしい。特に若い男性行政職員は遺体安置所や避難所に配置されていることが多く、K6（こころの健康）のチェックをした時危険な状態の男性職員がいた。上司に伝え強制的に休養を取ってもらった。震災から13年過ぎたが多くの職員が心のケアを受け勤務している。職員も住民。被災者の心のスイッチはいつでも3・11をキャッチしてしまう。終わりのない支援はこの心のスイッチに寄り添い明日につなげることだと考えている。

保健師活動は素晴らしい！！　常に住民に育てられ、励まされ一歩前に進め！！

保健師活動の書籍紹介
東日本大震災と保健師の役割を考える

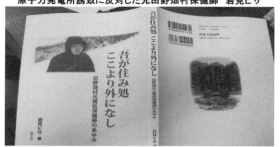

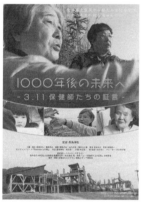

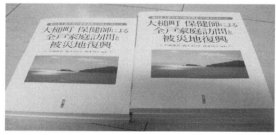

資料
1．大槌町の津波災害の歴史　出典：大槌町
869年（貞観11）
　　貞観の大津波
1896年（明治29）
　　明治三陸大津波：死者599人、被害672戸
1933年（昭和8）
　　三陸大津波：高さ4m、死者599人、被害672戸
1960年（昭和35）
　　チリ地震津波襲来
2010年（平成22）
　　2月　チリ地震大津波警報：高さ1.3m
2011年（平成23）
　　3月9日　三陸沖M7.3地震、震度4、津波注意報発令
2011年（平成23）
　　3月11日　東日本大震災発生、M9.0大槌町死者863人、行方不明者422人（2015年末現在）
2012年（平成24）
　　3月14日　三陸沖M6.8地震、町が避難指示、役場も避難
　　12月7日　三陸沖M7.3地震、津波注意報、宮城では警報
2．東日本大震災復興状況　出典：大槌町
2011年（平成23）
　　3月16日：38避難所へ避難者が最多の6,173人
　　4月19日：小中学校で始業式
　　4月下旬：　役場のプレハブ仮庁舎完成、町内初の仮設住宅が吉里吉里に完成、入居開始
　　8月11日：全避難所閉鎖
　　9月22日：仮設小・中学校で授業再開
　　9月25日：小鎚神社で秋祭り復活
　　11月7日：魚市場再開
　　12月26日：町復興基本計画策定。県内自治体で最後
2012年（平成24）
　　6月13日：旧役場庁舎の保存を求める

請願が町議会で不採択

8月6日： 旧大槌小校舎を改装した町役場庁舎完成。仕事始め

12月12日：旧役場庁舎の保存を求める請願が町議会で再び不採択

2012年（平成24）

6月13日： 旧役場庁舎の保存を求める請願が町議会で不採択

2013年（平成25）

11月3日： 派遣職員死亡

1月25日： 大ヶ口、屋敷前地区で震災後初の町営住宅が着工

4月6日： 大槌町内の4小学校が統合した新大槌小で入学式

6月20日： 住民と専門家で被災した土地を再配分する区画7整理審議会が始まる

8月30日： 初の災害公営住宅が大ヶ口に完成、入居開始

2014年（平成26）

3月28日： 大槌町東日本大震災検証委員会による最終報告書「大槌町東日本大震災検証報告書」を提出

4月10日： 旧役場庁舎解体開始

7月26日： 吉里吉里海岸が、震災後初の海開き

11月4日： 災害公営住宅など復興事業が最長1年4カ月遅れることを公表

12月3日： 町内のNPO29団体と18自治会でコミュニティ協議会が発足

2015年（平成27）

7月1日： 地方創生、人口減少対策プランの総合戦略検討委員会が発足

7月4日： 防災集団移転予定地の寺野・臼沢地区の整備完了し「まちびらき」

12月28日：国勢調査の人口速報値公表。5年前に比べ23.2％減の1万1,732人

2019年（平成31年）

1月17日判決言渡「旧庁舎解体等公金支出等差止請求事件」出典：「大槌町役場解体工事裁判記録（盛岡地方裁判所第2民事部）」

主文「1　原告らの訴えのうち、大槌町旧役場庁舎の解体工事の執行の差し止めを求める部分をいずれも却下する。2　原告らのその余の請求をいずれも破棄する。3　訴訟費用は原告らの負担とする」

2019年（令和元年）

7月　岩手県大槌町東日本大震災記念誌「生きる証」を発行

2021年（令和3）

7月　大槌町役場職員：大槌町東日本大震災津波犠牲職員状況調査報告書

参考文献

1）平成23年度厚生労働省老人保健事業推進費等補助金（老人保健推進等事業分）「地震による津波で被災した一人暮らし高齢者・高齢者世帯の生活再構築のための支援過程の構造化」調査研究事業

2）厚生労働科学研究費補助金　厚生労働科学特別研究事業　東日本大震災被災者の健康状態等に関する調査（H23―特別―指定―002）

3）厚生労働科学研究費補助金　健康安全・危機

管理対策総合研究事業　岩手県における東
日本大震災被災者の支援を目的とした大規
模コホート研究（H 24―健危―指定―001、
H 25―健危―指定―001、H 25―健危―指
定―001（復興））

4）厚生労働行政推進調査事業費補助金　健康
安全・危機管理対策総合研究事業　岩手県
における東日本大震災被災者の支援を目的
とした大規模コホート研究（H 25―健危―
指定―001（復興））

特集　災害と保健師活動

東日本大震災・原発事故から
復興に向けた課題

元墨田区保健師　**小野寺初枝**

1　はじめに

　福島県の被災地、南相馬市へ10年間被災地支援に行きました。津波被害、そして何より原発事故による健康被害がどうなっているのか、市民の生活は、心の問題は、力になれることはないかと考えながら福島県の派遣職員として赴きました。幸い南相馬市の保健センターに保健師として働くことができました。

　10年間の活動を振り返りながら、震災による健康問題に対して実施した活動の内容、原発事故による放射能の問題に対する自治体の対応と市民の思い、復旧・復興に対して何が大切なのか報告したいと思います。

2　被災地支援にいこうと
　思った動機

　2011年3月11日の東日本大震災は私のこれからの生き方をも変える出来事でした。保健師でありながら、放射能に対する考えの甘さへの反省がありました。震災直後に大槌町に支援に駆け付けたが、あまりの凄まじさに体が動きませんでした。津波

の凄まじさ、そして火災により町が焼けてしまった臭い、避難所の寒さ、被災した方々の健康被害、私は何ができるのか、ただ呆然としていました。その時、津波は5年で復旧するけど、放射能は何十年もかかる大変なことだよ、と言われ頭が真っ白になったのを覚えています。

　にわか勉強をしても、情けないことに本当にわからないことばかりでした。

　福島県が、被災13市町村に職員を派遣するという事をラジオで知り説明会に駆け付け、即応募、受験して福島県の任期付職員になることができました。

　2013年4月1日から南相馬市へ派遣が決まりました（原発事故から2年過ぎていた）。配属は原町保健センター健康づくり課健康推進係でした。東京都墨田区で働いていた私にとって、7万人の市町村は戸惑いもありましたが、住民との関係が近く新鮮でした。

3　南相馬市の概要

南相馬市の概要
＊2006年1月1日　小高町、鹿島町、原

町市の1市2町が合併し南相馬市誕生
西は阿武隈山地
東は太平洋に面し温暖な気候

＊人口の変遷
　2011．3．11人口
　71561人（住民基本台帳登録者数）
　2024．5．1人口
　55929人（26420世帯）
　20Km圏内への帰還率が低いことや今なお市外、県外への避難者もいる

＊出生数と高齢化率
　出生数の変化
　2006年608人　2011年513人
　2017年361人　2020年309人
　2022年269人
　出生数は減少傾向にある。
　震災時思春期だった人たちが、子育てに入っており、子育てに不安を感じている人も多く心の支援が必要

　高齢化率
　2006年9月24.0％
　2011年9月25.9％
　2017年9月33.0％
　2020年9月35.4％
　急速に高齢化が進んでおり、介護予防や認知症への課題に取組んでいる

＊仮設住宅
　2011．4．11〜建設開始
　2014．12．27．（3140戸）
　仮設住宅は30Km圏外に建設されたが、避難指示解除後20〜30Km県内にも建て

られた。

4　特徴的な被災状況

　福島第1原発爆発の事故により、南相馬市は、当初、福島第1原発から20Km圏内は避難指示区域、20〜30Km圏内は計画的避難区域、30Km以上は避難圏外と区分けされた。
　2016年7月12日　避難指示解除により（帰還困難区域を除く）ほぼ全域が解除されている。

＊震災関連死
　（2023．12．31　復興庁資料より）
　東日本大震災関連死　3802人
　　　　　（3．12長野県北部地震も含む）
　福島県　2343人（うち南相馬市521人）
　　福島県の中でも南相馬市が最も多い
　宮城県　932人
　岩手県　471人
　（さらに岩手、宮城、福島3県を比較すると福島県はずば抜けて多い）

　南相馬市の直接死　636人
＊精神科病院の減少（すべて休診状態）
　震災前、相双地域は精神科入院ベット数が901床あった。原発事故により、入院できる病院は1か所になり、60床と減少した。（2014年1月復活）
　南相馬市の開業医は3か所が開業した。
　震災時入院していた患者さんは、市外や県外に転院せざるをえなかった。

＊放射能の問題
・原発事故による急性期の保健師活動
　この座談会は、1年後に行われており急性期の放射能に対する保健師や住民の状況を端的に表しているので参考にさせていただく。

「2012.4　地域保健　座談会　福島の保健師は今　南相馬市を中心に」より抜粋転記

　発災当時、原発の水素爆発により市民は大型バスで、県外に避難した。職員も屋内退避を命じられながら、保健師は防護服がなかったのでカッパを着たりして、緊急に対応していた。放射能に対する不安は、市民も、自治体職員も、皆同じで支援者も町から引き揚げ、食料やガソリンが底をつき始め、「死」を覚悟しながらの対応だったと記録にある。目の前にあることだけに追われていた。当時は、旧市町に配置されバラバラに対応せざるを得なった保健師集団を、3月末一つの組織にまとめ、すばやい情報共有と役割分担ができ、気ぜわしさが軽減した。4月に入ると、県の調整で医療チーム、看護チーム、ボランティアが続々と支援に入ってくれた。

　要援護者の訪問、名簿の充実、仮設住宅の世帯健康調査、精神医療受給者のうち在宅にいて治療が中断されていると思われる方の訪問調査等、その後順次訪問による実態調査を実施している。放射能に対する対策として、2013年10月　初回のガラスバッチ約5300個を配布、保健師の一人は、南相馬市で何が不安かというと先が見えないから不安だと。また低線量被爆が続くことで30年後には何が起きるかは誰もよくわからない。エビデンスをきちんとそろえていくことが重要と語っていた。

　幸い南相馬市の市役所は、ライフラインが確保されており、役場機能は確保されていた。

　このような状況の中、福島県は県民健康調査を実施した。

＊県民健康調査とは
「福島県では、東京電力株式会社福島第一原子力発電所事故による放射性物質の拡散や避難等を踏まえ、県民の被ばく線量の評価を行うとともに、県民の健康状態を把握し、疾病の予防、早期発見、早期治療につなげ、もって、将来にわたる県民の健康の維持、増進を図ることを目的とし、『県民健康調査』を実施しています。」

　県民健康調査の結果は、年1回県の担当者が南相馬市に出向いてきて、報告会を実施した。

　生活習慣病の問題（肥満、睡眠障害、糖尿病、心疾患、腎疾患関連等）健康問題は時間と共に変化したが、概ねメタボ対策が指摘された。対策として訪問による個別指導、医師会との協力による継続指導が行われた。

　放射能の不安に対しては、県民健康管理調査、健康診査、ホールボディカウンターの検査、ガラスバッチの貸出、除染作業等が実施がされた。放射線対策係も新たにつくられ市民の不安に対応した。住居の放射線の不安に対しては、専門家と保健師や担

県民健康調査の図

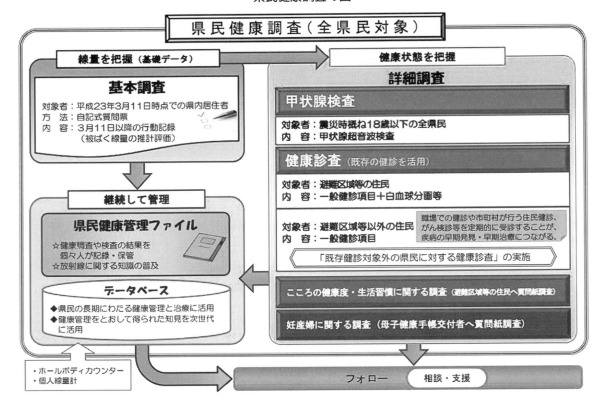

当者が出向いて放射線を測定し対策を話し合っていた。学校での教育も巡回して行っていた。

ホールボディカウンターの検査やガラスバッチの検査は震災後6～7年後くらいまでは検査をする住民も多かったが、次第に受診者が少なくなっていった。受診の機会は現在も継続中である。検査値が高い方や環境については放射線担当係が相談に乗っている。

甲状腺検査

甲状腺検査の結果は、県の指導が主であり保健センターへの相談は少なかった。県民健康調査担当の医師から講義も受けたが、過剰検査等の話もあり個人的にはすっきりしなかった。

原発事故による影響なのか、はっきりしない中、最近身近な若者に甲状腺がん発症者が出て、ショックを受けている。

甲状腺がんばかりでなく、脳血管疾患等長期に経過観察が必要なことは言うまでもないと思われる。これらのデータは福島県が集積しており、わかりやすく県民に還元していく必要があると思う。

4　私の南相馬市での活動　　～10年間を振り返って

震災3年目、職場は一見落ち着いていました。しかし、避難指示がでている20Km圏内は津波で流された自動車がひっくりか

えっていたり、バリケードで入れない地域もあり、震災の爪痕は随所に見られました。すでに仮設住宅は2500戸を越えて建てられていており、こころのケア担当の精神保健福祉士や看護師等による見守り訪問がされていました。

圏外に避難されている方からの問い合わせも多く、その事務も膨大なものがありました。

活動は大きく別けると次の3つに別けることができます。

Ⅰ　赴任して1年目～高齢者の実態調査
Ⅱ　精神保健担当としての活動
Ⅲ　原発事故による健康被害に対して
Ⅳ　職場の仲間づくり

Ⅰ　**高齢者の実態調査**は3地域の65歳以上の高齢者を訪問して状況を確認するという業務でした。
　①日中は帰宅しても良いが夜は仮設か、借り上げ住宅にもどるという条件の地域
　②津波被害が大きかった地域
　③30Km圏外の地域（農業を営む方が多い）

地域包括支援センターが震災後高齢者の把握が十分でないということもあり、訪問をして実態把握をするということでした。最初の2週間は、看護師等と協力して訪問し、残り不在家庭を一人で訪問して歩きました。東京と違い、訪問先が見つけにくく、車での訪問も慣れておらず、やたら神経を

使いましたが、南相馬市を理解するのにはとても良い活動でした。民生委員さんや、区長さんに調査のあいさつをして開始するというのも新鮮で、季節を感じながら住民とのおしゃべりも楽しく生活も見え、原発さえなければ、豊かに山のものにも恵まれ過ごしやすいところだと感じました。

①の訪問では、孫たちが遊びに来た時の対策として、自宅の敷地内で放射線が高いところはどこか測定しており、ダンボールに自宅の見取り図を描き、放射能の値を書き込んでいました。

南相馬は家の周囲に"えぐね"という杉等の風よけを植えていて、その木に放射能がついていて放射線が高いところが多かったように思います。山が近い地域だったので放射線の専門家に話を聞きたいという希望があり、12月の寒い中ではありましたが実現できたことはよかったと思いました。

地域の秋祭りに招待され調査結果の報告をしながら、お祭りが世代間の繋がりに重要な一面も見ることができ、区長さんの計らいに感謝しました。

②の地域で、血圧も高く不眠を訴えるAさんがおられ、睡眠薬の服用を勧めると、津波が来たときすぐ逃げなければならないから飲めないといわれ、複雑な気持ちになりました。ここの家には流された牛がもどってきて、産んだ子牛がつぶらな瞳で見つめていました。

③ねぎ農家が多い地域で、90歳の高齢者も、元気にねぎを作っていました。ねぎ

PHNブックレット24　31

は土の中に埋めて育てるのに、放射能は問題なく出荷できたそうです。

継続支援が必要な方は、地域包括支援センターに報告しフォローをお願いしました。

Ⅱ　精神保健担当としての活動（赴任して2年目から10年目まで）

①保健所との連携

精神保健活動は、県の役割と市町村の役割があることをはじめて肌で感じました。

相双保健福祉事務所は、管内にあり車で10分ほどのところでしたが、広範囲を担当しながらスタッフは3人のみ、異動もあります。先駆的な活動の指導や（アルコール家族会、ひきこもり家族会等）困難なケースの訪問、23条通報の訪問や手続き等多岐にわたり、これを3人の保健所職員で回していくことの大変さを感じました。地域も広範囲であり、かつ役場も避難しており移動が半端でないのです。とは言え、困難ケースは助言や同行訪問等支援をいただきながら活動しました。家族会等は、会場が原町保健センターが多かったので本当に助かりました。

②心のケアセンターとの連携

こころのケアセンターは、当初県内に6か所ありました。その一つが、相双地域にあった"通称なごみ"です。相双地域は、「相双に新しい精神科医療保健福祉システムをつくる会」というNPO法人を立ち上げ（2011年11月開設）心のケアセンター・訪問看護・アウトリーチの機能をもって活動していました。なごみは、多職種で活動しており、小回りのきく、生活のしづらさに寄り添って支援してくれる施設です。保健センターは、震災による遺族や、PTSDの方等多くの継続の方を抱えていました。震災4年目から、心のケアを要する多くの方を、心のケアセンターなごみと契約を交わし、訪問を移譲していきました。こころのケアセンターなくして相双地域のこころのケアは、立ち行かなかったと思います。無料で、送迎もしてくれ、かつ専門家集団がそろっています。

保健センターでは、仮設訪問や心の健康相談会、健診等を通じて、次々と心の相談が寄せられました。頻回に継続支援が必要な方やアウトリーチにより、医療機関につなげられそうな方は、なごみと連携して取組みました。又なごみには全国から精神科の医師が支援に来られており、その先生方にも沢山訪問支援をしていただきました。

2015年頃多かったケース

アルコール関連問題、認知症の相談、ひきこもり問題

アルコール関連の特徴

仮設暮らし、単身高齢者の中に、毎日アルコールを朝から静かに飲み続けるという方が多くおられました。なごみの職員等と頻回に訪問し話を聞きました。

Bさんは震災前、関東地域で仕事をし、老後は故郷南相馬に戻り暮らすつもりで、震災1年前に戻りましたが、事故が起きてしまい、生きる希望がなくなり、ガンも発症し仮設で亡くなってしまいました。犬の

散歩も途絶え、新聞がポストにたまり発見されました（仮設は、新聞が3日溜まったら、市が鍵を開けるという約束を取り決めていました）。仕事がなくなり、することがないからアルコールを飲むしかないというのです。原発ジプシーをしていた方もアルコール依存から中々脱却できませんでした。多くの方がお会いして4～5年目位で、亡くなられました。一人一人の死の意味するところを考えると怒りが湧きました。

＊男のつどい

　アルコール関連の方はよほど、体調が悪くならない限り病院受診はしてくれません。同じような境遇の男性を送迎サービスつきで、半日昼食をはさんで活動する、男のつどいをはじめました。月1回、参加していただけるまで訪問を繰り返し、困っていることを支援し、仲間の中に入ってもらう努力をしました。活動の主体は、なごみでしたが保健師も参加して昼食づくり、時には野外でのバーベキュー、レクリエーション等、楽しみながらその方のこれまでの暮らしなど聞きました。震災前は、誰にもできないような技術をもっていたり、沢山の牛を飼っていたり、今の姿からは想像しがたい方もいました。1日でも仲間とふれあい、笑顔がみられる活動は得難いものがありました。

＊認知症の相談

　震災後、急激に高齢化がすすみ、認知症になる方の相談が多く寄せられました。入所できる施設は限られており、病院も減少し、家族の介護力も低下した状況でした。

これという手はなく、できることは何でもやるしかない状況でした。命が危ない状況の方は、事前に病院等に相談し、関係者と連携して入院に漕ぎ付けた方もかなりいました。家族や親せきの方も疲弊していましたが、協力も得られました。

　80代のCさんは、夫と娘が介護していましたが、認知症が進み、夜中に外に向かって悪口を叫び続けていました。夫が急死し、娘一人で介護をしていましたが、娘もうつ状態になり、ゴミ屋敷状態となってしまいました。娘の精神科受診に加え、娘の付き添いという形でCさんの診察をお願いし介護保険の申請、ゴミの片付け等、多くの関係機関との連携で何とか乗り切りました。Cさんは特養に入所でき穏やかに暮らしています。

　認知症は病気であり、早期に見つけて予防しようとサロン等で呼びかけ、地域全体で一緒に対策を考えました。

＊ひきこもり支援

　高齢者虐待関連で事例化する方や、もともと精神疾患があって自宅にひきこもっていた方や、親の高齢化に伴って事例化した方など様々な方がいました。

　Dさん家族は、母親が尿の垂れ流し状態で、ゴミの中にうずくまり低体温状態のところをゴミの中から引き出し、病院受診をさせ入院治療をしました。娘は精神疾患を持ち、受診していましたが、自分の好きな薬だけ飲んでいるという状態でした。息子は、発達障害なのかゴミを収集し、自室はゴミの山でその中にいるという状態でした。この方も震災後、父親が急死しその後、

PHN ブックレット24　33

急速に環境が悪化、支援の手が入りにくい状況の方でした。SOSの発し方がわからず、近所の通報等から支援につながらざるを得ない方でした。

＊アウトリーチ支援

待っていても課題は見えてきません。震災後の活動で、アウトリーチは大きな力を発揮したと思います。関係機関が寄ってたかって支援するという形でした。アウトリーチ、心のケア、訪問看護、保健センターの心の相談、保健所、地域包括支援センター、民生委員さん、区長さん等、それぞれ寄ってたつ法律はあるのですが、時にはそれを乗り越え話し合いを重ねながら、できるところからできることをやり、生活の質を変える支援をするうちに、本人や家族が少しずつ動き出してくるという経験を沢山しました。

NPOなごみが福島県の委託事業として、アウトリーチ事業を展開してくれました。専門家集団は心強いものがありました。

IV　仲間づくり

私の特技は山登りです。自分の特技を生かして、職場の仲間に山登りや滝を見に行かないかと声をかけました。若い人は、日頃残業でストレスが溜まっています。私自身もエネルギーを補充しないと、続きません。福島県は周囲が大きな山がいっぱいあります。きれいな花や雪景色の山々を見に、誘いました。みんなで沢山おしゃべりし、お弁当を食べ、お茶を沸かして飲み、楽しい時間を月1回から2回計画してストレスを発散しました。私が若い時は、このような機会はよくありました。今は、車社会のため、喫茶店でお茶を飲むことも少なく、まして集団で山に行く等少ないようです。仕事では聞けない悩みも沢山聞き、どうしたら自分の目指す仕事ができるのか、真剣に考えている若人に触れることができたと思います。

5　支援するにあたって　　よかったこと

福島県が採用困難職種を県の身分で採用してくれたことです。各自治体は長期に及ぶ派遣は難しいと思われます。過疎地域、高齢化率が高い地域などは短時間の支援ではなく長期の支援が可能になる採用を検討していくとよいと思います。

能登半島地震等においても震災関連死、心の健康の問題などこれからが重要な時期に入ると思います。自治体職員も被災者です。

私は、震災後3年目に南相馬市に支援に入りましたが、職員も涙もろかったり、睡眠障害だったり、住まいをどこにするか、今だ海を見に行けないなど多くのストレスを抱えていました。退職者も続きました。このような時期に一職員として、経済的にも安心して働け業務を担えたことは、このような制度に支えられたからと思います。

6　支援するにあたって　　心がけたこと

被災自治体が求めていることをやる、断らないということでした。わからないことは、素直に聞く、できないとあきらめないことでした。

現地に出向き、話を聞き、感じることを大事にし、コロナ禍でもできるだけ訪問しました。

7　最後に～想いと復興に向けて

東日本大震災は、千年に一度という大災害でした。さらに相双地域は原発の苛酷な事故にさらされました。放射能の影響は、帰還率に大きく影響しています。家族関係もコミュニティも分断されました。そしてまだ、福島原発は、おさまっていないのです。

どん底を経験した被災地は、言葉にでき

ない苦しみを抱えました。この 10 年間は、手探りの中みんなで作り上げていくしかないという得難い経験をしました。今後もこの連続かと思いますが、それが復興の課題であり希望であると思います。

私にできることは、南相馬市でお聴きした怒りや嘆き、悲しみ、無念さ等をいつまでも忘れないよう可能な限り伝え続けることと思っています。

能登半島地震で、志賀原発が可動していなかったことは不幸中の幸いでした。原発と人間は共存できないと心底思っています。

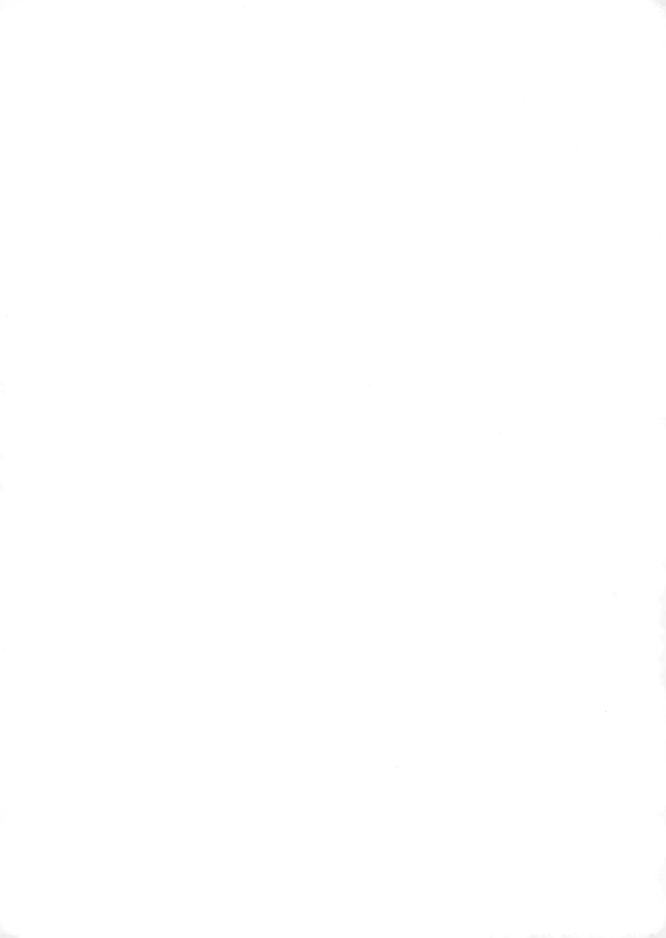

第 56 回
全国保健師活動研究集会
報告集

第56回全国保健師活動研究集会報告

基調講演

ポストコロナの公衆衛生を考える
～健康対策と保健師活動の課題～

川崎市健康安全研究所 **岡部信彦**

感染研にいた時から、例えばSARSとか、2009年の新型インフルエンザ、それからジカ熱とかMARSとか、何か起きるとすぐ引っ張り出されていたといったような経歴があり、そんなことでこの4年間、コロナに巻き込まれたわけですけれども、その間いろいろなことがあり学びもありました。マイナス面、ネガティブな面もいっぱいもちろんありましたが、それを踏み台にして、次のステップを考えていただければと思います。今日の講義の内容が少しそんなお手伝いになれば幸いだなと思っています。

去年の2月の研究集会では、「改めてコロナを学ぶ」といった内容で、お話させていただきました。今年は「ポストコロナの公衆衛生を考える」とのテーマでご依頼をいただいています。次なるパンデミック、これは来ないっていう保証は全くない、絶対に来るっていうことも言えませんけど、今までの経験から言えば同じようなことがやっぱり起きうるので、それにどう備えたら良いか、それから公衆衛生っていうのは何だろうか、保健師、保健所の方々の役割は何か、そんなようなことを考えるきっか

けになるような話をしてくださいという非常に難しい注文ですが、できるだけこういったようなところに沿ってお話をしたいと思います。

日本公衆衛生看護学会では、保健師というのは、公衆衛生看護を達成しようとするものであると定義しています。その中には行政の保健師、それから産業の中での保健師、それから学校の中にいるいわゆる養護教諭に分けられる。その他には最近はJICAとかNGOに入って国際的にいろいろなところで仕事されている方も多い。こういう保健師の方もおられると、なかなかいろんな方面にやりがいがある仕事じゃないかと思います。

では、公衆衛生学とは何でしょうか。公衆衛生学とは医学の中の一つだけれども、社会で生活する人全て、パブリックですからここには健康な人もいれば不健康とか病気の人もいるわけですが、すべての人が対象になります。病気だけを見るわけではなくて、どういう健康を守ったらいいのかというような多くの人々の健康と保健のための学問、というのが公衆衛生学です。

私、大学などで公衆衛生の講義をやるこ

PHNブックレット24　39

とありますが、「木を見て森を見ず」という言葉がありますが、医学でも木を見つめているとだんだんその全体の森を見過ごしてしまうぞっという話から、公衆衛生の話をスタートさせますが、一方あんまり公衆衛生っていう領域にのめり込みすぎちゃうと、全体を見るばかりに個々の人々、あるいは個々の病気であるとか健康であるということを見なくなってしまうので、「森も見なくちゃいけないけれども木も見なくちゃいけない。木だけじゃなくてその枝も葉っぱもちゃんと見る、そういう両面を持ってないと本当の公衆衛生ってできません」って大きなことを言うわけです。

　公衆衛生の中では、疫学が非常に大切です。その疫学の元になったのが、1850年代ロンドンのブロード街でコレラ患者が大量発生した時に活躍したジョン・スノーが、疫学の父親だと言われています。集団で発生した病気を見るときには病人だけじゃなくて地図がとても大切です。地図上にどの位置に病人がいるだろうかと下痢の患者さんの居所に黒丸の印をつけた。コレラの病原体って1800年代ではもちろんわかってないわけですけれども、こうやって点、点、点とやってみるとどうもこの辺に患者さんが集中をしているようだと、それからこの赤丸は井戸ですが、その位置を見てみるとどうもこの位置にある井戸がおかしい。それじゃあ、とこの井戸を使わないようにしてみたところ、患者さんの発生は消えたということがありました。この病気の原因はブロード街の中央にある手押し井戸ではないか、そのレバーを取り外すことによってコレラが収束した、ということが大事です。

この井戸の週辺に肥料に用いるための水ためがあり、欧米のほとんどトイレはなくてどこかにため込んでいたということですが、その水が井戸に流れ込んだのだろうということがその後の調査でわかっております。コッホによるコレラ菌の発見は1883年なのでここから50年後ぐらいの話です。

　ここで申し上げたいのは、感染症とは病原体が何かということを突き詰めるのはとても大切なことですけれども、病原体がみつからない、あるいは検査ができないと診断ができないか、原因が追求できないかというとそうではなくて、どの患者さんがどこにいてどのぐらいの状況で動いて何日ぐらいで発症するとか、そういう疫学情報が、感染症の拡大の予防と再発防止にとても大切です。きちんとした疫学情報があれば、病原体がわからなくても対策がとれるということがあるのです。しかし、対策をとれるなら病原体の検査はいらないんだということではなくて、必ずこの疫学情報と病原体検査を一致させて考える、これをいつも両方見てなくちゃいけないっていうのが、疫学調査、病原体検索の本当の意味だと思います。

　もう一つ古い話をすると、脚気という病気の原因は栄養障害、ビタミンB1欠乏の障害だけれども、これがわかったのはずっとあとのことです。江戸時代には既に日本では脚気という病気が流行していました。白米が流行した江戸において流行したので、「江戸患い」っていうようなことを言われていたそうです。いろんな病原体がわかり始めた明治になるとこの病気の原因は伝染病説と栄養説で争いをしていました。

結果は後年になるとビタミンＢ１の不足ってことがわかりました。

日本ではこの脚気の壮大な疫学的調査が行われました。明治時代ですけれども、海軍が遠洋航海に出ると、脚気の患者がたくさん出て、なおかつそこで心不全を起こして死亡する者もいました。伝染病説では、多分手を洗うとか、そういうようなことがあったのだろうと思いますけれども、一方海軍軍医であった高木兼寛（私の大学——慈恵医大——の創始者ですが）は、栄養説を取っていて、スケールの大きい比較実験をやっています。

一方の軍艦「筑波」では麦飯・パンとおかずは西洋食、もう一方の軍艦「龍驤」では白米のみ和食です。麦飯・パンの「筑波」は水兵が333人、白米の「龍驤」は378人、大体同じぐらいの人数でやるわけですね。同じところを1か月航海してどっちに病人がたくさん出るかっていうような、比較実験です。必ずコントロールを置くっていうことが大切です。

そうやって見ると白米組の方は、脚気の患者が169人、半数ぐらい脚気になった。亡くなる兵も出た。麦飯・パンの方は、脚気の患者は15人ぐらいで死亡者がいなかった。必ずどっちか片方だけ見てないで、同じような条件で違うところはどこだっていうようなことを見る、そういうことが疫学での重要点だということが言われています。

ちなみに、川崎のすぐそばにある横須賀の海軍カレーがすごく有名になっていますけど、元々この海軍の脚気の疫学実験に端を発したもの、と言われています。

少し話を元に戻して、保健所の役割は何だろうかと改めて調べてみました、これもご存知のところですが、全国の保健所長会でまとめているのでちょっとそれを引っ張り出してみました。保健所はいろんな名称になってきていますけれども、地域住民に必要なサービスを提供する、最近よく耳にする健康危機管理、これらの拠点となるところというところで、地域住民の健康を支える広域的な専門的な、そして技術的拠点としても位置づけられる施設であるわけです。特に健康に関することには、結核、新型インフルエンザあるいは AIDS とか、制度対策みたいなものもあり、精神保健福祉、生活衛生に関することなど非常に幅の広いことをやらなくちゃいけないところであるということが決められています。

保健所数の推移をみるとこれが問題で、機能がもちろん集約化されたとかいうことはあるんですけれども、1997年 O-157 の事件が起きて関西方面でたくさんの患者さんが出て日本でも腸管感染症の大流行があることが問題になった頃ですけれども、このあたりから、ずっと保健所の数が減少してきたというのがあります。一部ちょっと増えているようなところもありますけど、特に指定都市でないところの減少が著しいということがあります。

数が少なくなっても保健所の仕事は変わっていないので、このコロナになった時に非常に保健所の仕事について強く言われました。「保健所、何やっているんだ」って言われても、やる保健所の数が限られていたということがあります。

コロナが発生して1年後の2021年「ど

うなると with コロナになるか」ということをまとめたみたことがあります。呼吸器感染症が問題なので、重症化しやすい高齢者対策が必要であること、早期診断が可能となって、2021年3月当時の発生数の半分ぐらいになり、致死率が半分ぐらいから10分の1ぐらいになれば、重症な病気ではあるけれども、生活を脅かすほど怯える病気ではないでしょう、というようなことを当時言いました。

それから、コロナのときの問題の一つであったと思いますが、保健所が医療に非常に関わり、あるいは医療の方の役割分担が明確ではなくなってきていました。一生懸命診てくださるところもたくさんありましたけれども、一方ではこんな怖い病気は診ない、というところもたくさんありました。軽症者をどこが診て重症者をどこが診るかというような役割分担をしているところもありました。医療は医療機関そのものの役割であり、公衆衛生的な対策にもっと保健所が取りかかれるように、そして通常の一般医療ができて、通常の健康活動、これが公衆衛生活動になるわけですけれども、そういうようなものができるというのが with コロナであって、コロナを忘れ去っていいとはどこにも書いてありません。

つまり注意をしなくても普通の生活ができるということではなくて、注意をしていれば、普通の生活ができる、それが with コロナなんじゃないかっていうことを2021年の頃に申し上げました。今、そういう状態になってきました。患者さんはいるけれども、病気はある程度発生する。けれども、それに対するきちんとした注意をすれば普通の生活ができる、このバランスがとても大切だろうと思います。

ところで私のいる川崎市健康安全研究所は、地方衛生研究所（地衛研）の一つです。PCR検査をやるところとして脚光を浴びたということがありました。この地衛研いうのは全国の都道府県に必ずあります。あるいは中核都市、それから政令指定都市、私がいる川崎市は政令指定都市なので、神奈川県の他に政令指定都市である川崎市、横浜市、相模原市、横須賀市、それぞれにこういう地衛研っていうのがあります。名称はその地域によって様々ですけれども、どこでも組織は似たような組織で、微生物部、それから感染症情報センターというのを置くところが多くなって、もう一つは理化学部があります。決して感染症のPCR検査ばっかりやっているのではなくて、食中毒であるとか、あるいは水の安全性はどうなっているだろうか、食品は安全かとか、残留農薬があるんじゃないかとか、そういう人々の健康に関わることの検査をやっており、保健所と非常に密接な役割を持つところです。

この地衛研も地域によって違いはありますが、この20数年間くらいで職員数は減るは、予算は減るは、研究費は減るは、と大変になってきた時に今回のコロナが起きた、っていうことも一つの大きい課題になっています。

わたしが以前勤めていた国立感染症研究所も同じように予算の削減であるとか定員の削減だとか不景気の話ばっかりしていて、私が感染症情報センター長の時に新型インフルエンザ2009年パンデミックが起

きていますが、その後感染症情報センターの運営で何が大変だったかっていうと、人を減らさないでください、予算削らないでくださいとそういう国との交渉に非常に時間を取られていたということがありました。

これは2009年の新型インフルエンザが発生した時の新聞記事ですが、陰圧病室が足りないとか、マスクの街になったとか書いてあります。なんだかついこの間と同じような状況でした。人々はやはり普段はそんなに気に留めていなくてもこういうのが流行ると、やっぱり大変だという気持ちは強くなり、同じような状況になることがあります。

2009年のときはあっという間世界中に広がったのですが、思ったよりも重症な病気ではなかった。ただし、軽い病気であっても世界中に広がる必ず死亡者、亡くなる方が出てきます。国によってそのときの死亡率は、日本はダントツに低くて0.16、米国は人口10万の死亡率は4ぐらいでした。どこの国が病原性の低いウイルスであったかということはなくて、世界中同じウイルスですけれども、日本の非常に低い死亡率はミラクルだと言われたぐらいです。

なぜそんなに低かったのか、要はみんながよく知っていたことがあります。インフルエンザ対策をどうやりますかっていうようなアンケートをとってみると、やっぱり日本の場合は結構多くの人が、インフルエンザのことをよく知っていて、個人衛生のレベルが高い。今多くの方がマスクをしてらっしゃいますけど、マスクとか手洗いの

意識。それから医療機関の受診が非常に容易であるという事もあります。日本は健康保険証1枚あれば北海道にいようが、東京にいようが、沖縄にいようが、どこにいてもほぼ均一に近い、一定のスタンダードの受診ができる。なおかつそれは安い。そして結局は多くの人が真面目に感染対策に取り組んだ。これらが日本の非常に低い死亡率に結び付いたのであろう、と当時考えました。

その時も今もつくづく思いますけど、行政とか国の方針が良い悪いということはあるんですけれども、日本って何となくみんながちゃんとできるっていうようなところがある。でも、それに頼っちゃ駄目だっていうこともこのときの一つの反省です。このとき医療崩壊ということはなかった。通常の医療体制で持ちこたえた。しかも期間が短くて普通のインフルエンザになっちゃったわけで、危機管理としての対応をちゃんとやらなくちゃいけないけれども、うまくいったからよかったというようなその後の風潮でどうも流れちゃったということがあります。

2009年の新型インフルエンザ発生の後に厚労省新型インフルエンザ総括会議というのが持たれました。私とか尾身さんなんかも、この仲間に入っていて、そのとき提言で結構良いことを言っています。感染症危機管理に関わる体制の強化で、保健所、地衛研、感染研こういうところの体制の強化をしなくちゃいけないっていうことを、強く言っています。けれども、実情はさっき言ったような、保健所は少なくなる、予算は少なくなる、感染症は何とかすればみ

PHNブックレット24　43

んなの力で何とかなったとか、そういうようなことの風潮が続いたっていうのは残念でした。でも我々にも責任があって、この提言には、見直しをするってこと書いてなかったんですね。つまり提言は言い放しであった。やっぱりこういうものっていうのはおそらく地域でも同様ですが、一定期間の後に、本当にできたのかできないのか、できないならば何でできなかったのか、できなくなくてもいいのか悪いのか、そういう見直しをしなくちゃいけないだろうっていうことを明記すべきであったということが大きい反省でもありました。

今回のまとめみたいな話ですけれども、2020年のお正月ぐらいからコロナの対策が始まって、緊急事態宣がその4月に行われていますけど、今から見ると当時の感染者数はもう本当に少ない。でも亡くなる方の割合はやっぱり高かったです。一方、だんだん感染者数は多くなったけれど、致死率としては低くなった。しかしその結果として亡くなる方の数は多くなっている。全体から言うと軽症化になっているのは確かなことなので、ここで5類に入ったという流れであったといえます。

重症の指標としてわかりやすいのは残念ですがやはり亡くなる方ですので、死亡者数を分子に、分母を感染者数とした致死率ということでみてみると2020年は1.48％。ダイヤモンド・プリンセスの事例での致死率は確か3％とか4％ぐらいです。致死率が非常に高いというところでインパクトがあったわけですけれども、やがて1％になり0.14％になり、去年の1～5月はちょっと上がりましたがそれでも

0.3％ぐらいでした。

インフルエンザと比べてどうだという質問をよくいただきますが、インフルエンザで亡くなった方を届出るというシステムは世界中にないので、実態はよくわからず、結局推計でいくことになります。日本の場合には、インフルエンザの患者数はインフルエンザ定点というところから代表値として届けて頂き、それをもとに全数を推計すると、流行の少ないときで1シーズンで数百万人から流行が大きいと千数百万人。亡くなる方は超過死亡でいう数字で見ると多いと1万人前後ぐらい。また、いろんな統計的な数字を引っ張り出してみると、0.05％から0.006％ぐらいの幅があります。

これは新型コロナと1桁違いますね。新型コロナは確かに軽い病気にはなって、多くの人は治る、あるいは軽く済んでいるのは事実なのでそこは心配しなくてもいいけれども、その割に重症になる人はどのぐらいかっていうとインフルエンザよりやっぱしインパクトが強いだろうというのが私達の考えでした。

ただどの年齢層も同じように重症になるのではなくて、ここにある埼玉県のデータでは第1波から第8波までどの波でも間違いなく高齢者の死亡割合が高い。呼吸器感染症は、やはり高齢者にとっては非常に不利になり、高齢者が中心の病気であることは事実だと思います。

ただし数が多くなれば、やはり子どもたちの間でも、数は少ないけれども、心筋炎だったり脳症だったり、あるいは肺炎っていうのも出てくるので、見過ごしてはいけ

ないと思うんですね。だから木も葉っぱも見なくちゃいけないけど、全体の森っていうことで見れば、これはやはり、高齢者対策が重要であるということにもなってきます。

　人口100万人あたりでの死亡者数が多いのはイギリス、アメリカ、ブラジル、イタリア、アルゼンチン、ロシア、メキシコなど南北アメリカとヨーロッパです。日本はずっと低いです。お隣の韓国とか、インドネシア、インド、中国も低い方になります。

　ところで、世界の高齢化率をみると日本はもうダントツですね。世界でトップクラスの高齢化社会になっています。日本は高齢化社会でハイリスクの人を抱えているにも関わらず、死亡率、死亡者数ということでは、他国に比べて非常に低いっていうところは、新型コロナに対してそれほど酷くはなかったと思うんですね。それは多くの人の努力がこういうところに現れてきているのです。

　しかしこれだからいいっていうわけでは決してなくて、やっぱりこれから対策をどういうふうにしていこうかっていうことは考えなくちゃいけないことだと思います。

　それから後で感染症法の位置づけっていうのを話しますけれども、外出をどうするかとかですね、例えばインフルエンザにかかったときに、薬を飲んでも飲まなくても、発症から5日間、あるいは発熱から2日間はできれば外に出ないでください。会社なんかしばらく休んでくださいという目安です。法律で決まっているという事ではありません。こどもの場合は学校保健法で

決まっていますが、それはデータに基づいて決められています。コロナの場合は、5類感染症になったことから、大人の社会で法律として決めらないので、あくまでこうしましょうっていう目安が提示されました。新型コロナの場合の外出を控えることが推奨される期間としては、発症が0日になりますけれども、5日間、それから症状が出てくるとこれは困るので、症状が軽快してから24時間は過ぎているという両方のことを目安にしてくださいっとなっています。

　その根拠として、何日目まで人にうつすウイルスが出るかというのを見ると、ほとんどの人は1週間前後ぐらいウイルスは消えてきます。それを平均値で取ると、4日目5日目で、もうほとんど検出限界ぐらいであり、多くの人はもう5日たてばうつさないと言えるでしょう。ただ、中には人にうつすウイルスを出す人もいるので、念のため10日間が経過するまではウイルス排出の可能性があるから、マスクをつけてくださいねというお願いが出てくることになります。

　学校の方は学校保健安全法という法律があって、学校において予防すべき感染症（学校感染症）についてこの感染症はどのぐらい休みが必要かなどの基準が求められています。今回コロナウイルス感染症が2類相当から5類になったっていうことによって、学校感染症の中では2種という分類になりました。

　インフルエンザの場合は、子どもについての感染可能な期間のデータに基づいて学校保健法での休む期間が決められ、ここか

PHN ブックレット 24　45

ら大人の社会に「目安」として利用されているものですけれども、コロナの場合には大人のデータはあるけれど子どものデータがない。これはなかなか子どもの調査がしにくかったのですが、調査結果がでるまで待ってはいられないので、大人と同様の考え方で、出席停止の期間が決められました。それが、発症した後5日を経過して、症状が軽快した後1日を経過するまでと決められたものになります。それから、治って学校に来てもいいよって言っても、ウイルスを出す人が中にはまだいる可能性があるので、当面はやっぱしできればマスクつけといてね、っていうことがあります。ただし、そこのマスク着用の有無によって差別や偏見を生じないように、適切に指導を行うこと、とあります。これもずいぶん議論しましたけれども、でも学校ってやっぱりそういう注意をしてあげないといけないだろうということがありました。なお、学校感染症の2類というのは、いずれも学校医、あるいは患者さんを診ている医師が感染の可能性がないと判断すれば、期間を短くしてもよいとなっています。しかしコロナの場合は、その出席停止の期間を短縮するということは実際においては想定してない。つまりこれはいろんな議論があって僕はこれには反対したんですけれども、医師の裁量ではなくて、これは一つの基準があるのでそれを守るようにということになりました。

ところで、新型コロナウイルス感染症の現状ですが、定点あたりの数で見ると、落ち着いたのが直近のところで6.96になって、ちょっと増えているというのが、日本

各地の状況になります。

重症者の目安になるのが入院患者数になりますが、これもちょっと増えている。これで危険ですっていうことは現在毛頭ないわけですけれども、もう気にしなくてもいいですよってことではない、ということが見て取れます。

年齢層で見ると、圧倒的にやっぱりお年寄りが多いので、高齢者の病気であるというのは変わらないのですが、1歳未満とか、幼稚園あるいは保育所の子どもでも入院数がないわけじゃない。小児科学会でも「小児は軽くて済みますが小児が全員軽くて済むわけじゃないので、やっぱりその症状の変化をよく見てください」ということを言っています。新型コロナいう病名だけじゃなくて、症状をよく見る、その様子で判断をする、という必要性があります。

コロナの定点となった医療機関、全国で小児科の3000、内科の2000で、インフルエンザなどと同じです。定点医療機関は1週間分の報告をまとめて保健所に報告するので、そこで既に1週間たち、それから保健所でまとめて都道府県に報告して、国・感染研に行くので、全国データとして発表される時には10日ぐらいのずれがあるんですね。

私のいる川崎ではリアルタイムサーベイランスといって、市の中の3分の2ぐらいの医療機関、ということは内科小児科のほとんどの医療機関が参加してくださって、毎日の患者さんの状況を、デジタル化した画面に入力していただきそれをそのまますぐ翌日には自動的にまとめて報告できるっていうようなほぼ全数報告に近いようなこ

とをリアルタイムでやっています。それを見ると、新型コロナウイルス感染症で8月にピークがあってずっと下がってきて、現在に至って、12月から1月中旬にかけて増えていますが、足踏みのような感じですね。

インフルエンザが増えてきたのは9月10月ぐらいでしたが、それがこの後に爆発的に増えているかというとそうでもなくて停滞気味で、今どっちが主導権を取るかインフルエンザウイルスと新型コロナウイルスで争っているのではないかと思うような、丁度両方が並行している。ただし、両方とも爆発的な流行ではないというような状況が見て取れます。

途中でも申し上げましたけれども、病気、感染症は正確な診断が絶対必要です。病原体によって治療法や予後は非常に違うので、病原体は何とか突き止めようと思うんです。しかし、全てを病名で決めてしまうのではなく、特にこれからは病状、病気が重いか軽いかで治療や入院を決めなくちゃいけない。そういう認識を持っていかないと、感染症＝隔離（病状に関わらず）といった考えが続いてしまうと思うんですね。そこが5類となって大きく認識を変えるべき所かと思います。

コロナだから大変だとか、インフルエンザでなければ熱があっても休まなくてもいいでしょうっていうようなことではなく、とても大切なのは「お加減はいかがですか」とかですね、「具合はどう」ってのは、これからもいつでも大切なことだろうと思います。

さて、パンデミックというような世界的な感染症の大流行が出てくると、その戦略は大別すると、次のようにまとめられます。

一つは封じ込め containment です。これはついこないだまでの中国がその例でしたが、日本も最初の頃は「封じ込め」「国内ゼロを目標」というような勇ましい声もありました。いわばゼロ作戦です。

もうひとつは、ミティゲーション mitigation、被害抑制という言い方をします。欧米は大体こういう考え方だったんですけれども、感染者数はそんなに重視せず重症者にフォーカスを当てて治療をやっていくという作戦。でも、感染者数は重視しないと言えども、感染者数が増えてくれば、日本の3・4波あたりのようにやはり重症者数も数として相当増えてくるというのがあるので、このバランスは非常に難しいわけです。

日本はサプレッション suppression っていう作戦で、とにかくある程度感染者数を抑制するけれども、死亡者数はとにかく1人でも少なくしようという中間的な作戦で、なんかいかにも日本的です。そういったような作戦が専門家会議でも常に議論されていました。ただいつでも医療負荷と社会経済のバランスがとても難しくて、医療負荷が重くなり、その医療負荷をなくすためにいろんな社会的な行動の制限をかけたりすると社会経済が抑制される。社会が困るからって社会経済をフリーにしてしまうと、感染症患者は増えてくるので相当の医療負荷がかかる。このバランスは本当に難しいところです。けれども、現在は、医療負荷を見ながら、社会経済活動も重視をしなくちゃいけないというようなところに切

り替わった、ということになります。

　日本の場合もそうですけれども、こういう原因がよくわからない感染症がこれからも発生すると思いますが、発生した場合、最初はワクチンもなければ薬もない、けれども、やはり感染症っていうのは、基本的には人の動きを抑えたり、マスク、手指衛生、ソーシャルディスタンスなどは感染拡大の抑えに一定の効果があり、場合によっては緊急事態宣言などとして人の動きを極端に抑えるという法律上の取り決めも必要になる場合があります。これが欧米できつい法律で行ったのがロックダウンです。

　欧米はこれを「ハンマーアンドダンス Hammer and Dance」という概念で説明しています。感染者がたくさん出てくると強い対策、すなわちハンマーを打ち下ろすわけですね。これで患者数が少なくなってくるとダンスのステージで少しリラックスしましょう、そして次に備えましょう、となる。ハンマーとダンス、その繰り返しで次第に落ち着かせていく、ということになります。これらは医薬品によらない介入であって、non-pharmaceutical intervention といいます。治療薬やワクチンという医薬品による介入は、ファーマスーティカルインターベイション pharmaceutical intervention とい言いますが、これを両方うまく使いながら、急性期を乗り切っていくということが必要になります。

　日本の場合、感染者数の増えた最初のときにかなりでかいハンマー（緊急事態宣言）を持ち出したり、感染者が減少すると緊急事態宣言の解除によってダンスのステージとしてみたり、ちょっと小さいハンマー

（まん延防止等重点措置）に切り替えたりっていうのがありましたけれども、途中から大きいハンマーは出さなくなりました。はじめは緊急事態宣言かけたけど、それ以上感染者が増えてもかけなくなりました。それはやはりいろんな要素があるけれども、ファーマスーティカルインターベンション（pharmaceutical intervention）、すなわち薬であるとかワクチン、医療で言えば手の内が増えてきたっていうことは、大きな要素となります。

　感染対策を考えるならば、本当に人が動かない方がいいんです。もう絶対決まりきっていますけど、それをやるとやはり私権制限であったり、重要な教育機会にも制限をかけたり、経済社会が成り立たない。そのバランスを取りながら考えていくということがあります。

　臨床の専門医や行政なんかも一緒に書いている「新型コロナウイルス感染症　診療の手引き（厚生科学研究　研究代表者・加藤康幸）」という書が出ています。その中に、重症化の人を早く見つけるということで、重症化のリスク評価っていうのがあります。当然ながら高齢者も要因になっていて60歳ぐらいがそこの境目になっています。それから基礎疾患については、ある方が悪いということではなくて基礎疾患も管理されていればいい、これまさに普段からの健康診断であるとか慢性疾患の予防であるとかいうところに関係してきますが、管理が不良の場合はグーッとリスクが高くなります。

　それからさらにいろんな意見はありますけれども、全体の森を見るっていうことで

言えば、ワクチンの有効性は間違いないということがあります。ワクチン接種していない方の重症化率が高くなるということがあります。ただついでに言えば、今のそのmRNA ワクチンで接種後にあの熱がかなりの頻度で、また高く出るのは定期接種ワクチンとしては向かないと思います。今後の改良あるいは他のワクチンとの使い分けなどが必要ではないでしょうか。しかし、現状でその森を見るってことで言えば、これはワクチンの有効性は絶対です。

例えば沖縄の高山先生が出しているデータによると、2022 年の時点で、入院した人、重症化した人、亡くなった方を、年齢別に見てみると、若い人たちは診断をした人の 100 人から数百人に 1 人ぐらいの入院です。しかしそれが、高齢者になると 4 人に 1 人になってくるということがあり、重症化もそれに応じて高齢者の方が非常に高い。20 歳未満は死亡者なしぐらいですけれども、70 歳以上の入院した人のうちワクチン未接種者の方が 40％ぐらい、それから完了していない 1 回ぐらいしかやってないとかも含めると入院の人の多くはやっぱワクチン未接種者であるということがあります。

それから本当にその感染そのものをワクチンで防げるかどうか。北海道の成績ではワクチン接種した人で 2 回接種した人と 3 回接種した人で、コロナ検査陽性率を見ていますけれども、やっぱり 2 回接種だとそれほど変わらないけれども、3 回接種をしておくと、3 分の 2 ぐらいは感染の予防効果があるというデータも出ています。でもこれ言い方次第で、3 分の 1 ぐらいはやっ

ぱ罹るんじゃないのって言われます。そういうものであるってことを知りながら使っていく必要があります。

またこれは埼玉県のデータです。年齢別にワクチン接種の回数で重症者や死亡者で見ていますけれども、死亡者の中ではワクチン接種をきちんとやっている方の方が少なく、より重症化が少ないということが出てきます。

新型コロナウイルス発生の最初の頃は新型コロナウイルスって何ですかって言われても、我々も残念ながら詳しい答えを持っていませんでした。一体感染力の弱いウイルスなのか、強いウイルスなのか、病原性の弱いウイルスなのか、強いウイルスなのか。病原性が強い病気がうつりやすいかというとそうでもないわけです。病原性が強くても、例えばエボラ出血熱みたいに血液さえ触らなければ大丈夫だというのもあれば、麻疹みたいに、もう誰もかかっちゃうようなものもある。だんだんそれがわかってきて、感染力はかなり強そうだというけれども、病原性は思ったよりも弱くなってきたろうというところはあると思います。ただ現時点では普通のインフルエンザとか、風邪と同じ、とはいえずやっぱりまだちょっと強そうです。

PCR 検査だけではなくてウイルスがどういう性質なのかというウイルスの変化、ウイルスの変異の様子と影響はきちっと見ていかなくちゃいけない。去年の 5 月は 5 類になり大きく話題になり、今ずいぶん 5 類っていうことに慣れてきていますけれども、当時 5 類になって、コロナもこれももうすぐなくなりそうだとか、たいしたこと

なくなったっていうことが大きく言われました。まず変わったのはウイルスよりも、法律上の取り扱い方が変わるということになるわけで、法律によって「何々しないでください、してはいけません」という私権の制限を行う厳しい感染対策を行う病気ではなくなったという事であると思います。

　例えば他の病気でも、かかったら会社行かないでくださいとか、あるいはそんなに感染が広がったらお店やっちゃ駄目ですよっていうのはあるけれども、それを病名で全部決めているわけではなくてその状況で決めているわけですね。

　2類感染症相当から5類になって、2段階3段階飛ばして軽い病気になったって捉えられやすいんですけれども、必ずしもその5類だから一番軽い病気っていうわけではないというのがあります。重症度も考慮はされていますが、法律上の厳しさで1類2類3類4類5類となっています。

　5類感染症って覚えられないくらいたくさんあります。その中でちょっと代表的なものをみてみると、インフルエンザはもちろん、AIDSだったり、先天性風疹症候群だったり、小児にとっては厳しいRSだったり、急性脳炎・脳症、髄膜炎なんていうのも、5類感染症の中に入っています。必ずしも軽いから5類というわけではないことがお分かりいただけると思います。

　でも例えば急性脳症の子1人学校ででたから、もう学校全部休みとか、職場に行っちゃいけないとか、子どもが感染したから親御さんは外出禁止になる、というようなことはないわけですよね。その病気一つ一つを見るというような形に変わってきてい

るということがあります。

　また5類になったからといって感染症としての病気は変わらないので、感染症に対する基本的には注意が必要です。注意しなくても普通の生活ができるんじゃなくて、やっぱり注意はしてください。でも過剰な注意は必要ありません、ということになります。

　けれども、同時に、医療機関と高齢者施設は一般生活とは違うところです。マスクの着用について自主的になったので病院の中に入るときに「マスクをつけてください」って言えないのかっていうような質問が切り替え時の頃に来ました。普通の家庭と医療施設はもうリスクが全然違うので「そこは病院としての取り決めでやるべきです」というような話をしたことがあります。ハイリスクの人がいるところや医療機関は一般生活とは同じではないっていうことは必要です。

　アドバイザリーボードでは以下のような感染の防止の五つの基本ということを提案しました。

①体調不具合や症状がある場合は、無理しないで、自宅にいてください。

②マスクもその場に応じてやってください。

③3密はいらなくなったのではなくて、感染者が出てくればやっぱ3密を避けるっていうのはいい方法だし、いっぱい人がいるようなところではまず環境（特に換気）を重要にしてください。

④手洗いとっても大切です。

⑤生活習慣をきちんとしてください。

　と、これはちっとも新しくないんですね。

もう1回改めて強調したことになります。感染症の対策がこれからもいらなくなるわけではないです。しかもこれはインフルエンザだろうが、咽頭結膜熱だろうが変わらないわけなので、これはやはり常に思い出してください、という意味です。

それから2022年なのでもう2年近く前になりますが、中長期的な課題について2009年の新型インフルエンザのときの総括みたいな会議が開かれました。

永井先生が座長でその中でいくつかの提言がしてあります。その大きいのは先に述べた新型インフルパンデミックのときと同様、保健所体制の強化、検査体制の強化、サーベイランスの強化といったような感染症の基本的に大切なところが書いてあり、これに対して政府の体制づくりというようなことも、この提言の中に入ってきます。

永井提言の中ですごく大切だなと思ったのは、これを定期的にレビューしなくちゃいけないということが明記されています。

PDCAサイクル、定期的に評価をして、それがどういうことになって、次の段階に進むかっていうことを進めることを求めたいとしてあります。

先に申し上げた、2009年のパンデミックの時の提言は、良いことがいっぱい書いてあり今に通じるものがたくさんありますが、その提言が実施されているかどうか、つまり最初の提言の、見直しっていうことを書いてなかったのは、そこに気が行き届かなかった大きいミスであったと思います、だから実施されてこなくても誰も何も言わなかった。今度はそれが明記されています。またこれは他のものにも全部通じ

てくるので、ぜひその皆さんのこれから策定するプランについても、その見直しをするっていうことを明確にしておくことが重要だろうと思います。

一つの政府の動きとしては、危機管理統括庁というのができまして、これが今までの厚労省の役割だとか総務省の役割だとかいうところじゃなくて、感染症に関する危機管理庁というものが出来上がったということがあります。

それから国立感染症研究所と国際国立国際医療センター、医療と感染症研究所が一体化をするというところでこれが日本版CDCだと言われていますが、国立健康危機管理研究機構というものになる動きがあります。危機管理を平常時から行うような機構ができたということがあります。

また、医療計画が国の動きとしてあるのはご存知だと思いますが、次の第8次医療計画の中で、これまではがん、脳卒中心筋梗塞の心血管疾患、それから糖尿病、精神疾患、それから事業として大切なのは救急医療、災害時医療、僻地医療、それから周産期小児医療というのがあるんですけれども、この中に「新興感染症発生まん延時における医療」が加わりました。新興感染症等が発生した特殊な状況時、通常からではないですけれども、そういう医療について医療計画の中に入ってくるというのがあります。

こういうのが入ってくると、感染症の基本指針とか予防計画を作らなくちゃいけないっていうことがあって、国がまず基本指針を示してそれに従って都道府県も作成しなければならない。それが今動き出してい

るので、今まさに各地で議論中だと思います。またそれがこれまでの都道府県だけではなくて、政令指定都市であるとか、保健所設置市であるとかにおいても予防計画を立てるという基本的な枠組みが出てきました。

その中には、数値目標を明記するようになっています。ただ数値目標というのは、上を見ればきりがないわけです。当面としてはこのコロナでパンクしそうになったあたりを最大の数値目標とし解決のための計画を立てることになっています。

それで出来たら終わり、ではないんです。それがその後の見直しのことで、要は段階的に決めることが必要だろう、そして6年ごとに基本指針を改めて、3年ごとの中間見直しをやらなくちゃいけないっていうようなことが書いてあります。

この感染症予防計画の内容はいろんなことがありまして、例えば患者さんの移送のための体制の確保とか、ホテルを使ったような宿泊施設の確保であるとかこういうことはある程度普段やる中で、やっぱりその中には保健所体制を強化すべきであるということが大きく位置づけられています。それはもうご存知のところだと思いますけれども、平時のうちから、計画的に保健所体制を整備するということもあります。その保健所の中には、健康危機管理体制の強化であるとか、マネジメント体制の強化では、人材も育成しなくちゃいけない。突然集まりなさいって言われてもこれ、プロの集団はそんな簡単にできるわけじゃないので、やっぱり人材の育成。確保に関する記載はとても大切だと思ます。保健所の強化で具

体的にはご存知だと思いますが、感染症に従事する保健師の数を増やす、2年間かけて900名増と打ち出されています。令和3年の頃から保健師の数は増え始めているわけですけれども、保健所においては保健師だけ増やしても駄目なんです。保健師たちがプロとしての仕事をやるためには、結局そのロジとバックアップがとても大切で、事務職（総務）のサポートがどうしても必要になります。僕はここも大切だと思っています。保健所における保健師以外の職員の増っていうのがあるので、こういうことを行政にはきちんと私達は伝えていく必要があるだろうと思います。

そしてご存知のIHEATによる保健所の体制強化、これも元々そういう能力を持っている人たちの登録であるとか協力であるとか書かれていますが、これは、そのときによってその人の事情によって協力できるかどうかはわからないと思います。でもそういうメンバーのプールをしていくという必要がこの中に入れてあって、全体でいうと約3500人以上確保するようなことが書いてあります。IHEATを保健所体制強化のための仕組みとして、地域保健法という法律に位置付けるというようなことも決められています。

もう一つは私のところの地方衛生研究所も、これについて同じように重要であるということが書かれております。ただここには、例えばPCR検査とかゲノム検査とかだけに集約されそうですが、感染症の動向を伝える情報センターとか、疫学調査は保健所の協力体制で必要であるということも、この中には書いてあります。細かいと

ころは省略しますが、特に保健所だけではなく、その地方衛生研究所で検査部門と実際のフロントにいるところと疫学部門の協力体制が必要であるということが求められる役割としてあります。

衛生研究所も約150名増員とか検査に必要な機械のことも記載されています。ただ、これを言うとぐちっぽくなりますが、地方交付金として国からお金が下りてくる自治体がいっぱいありますが、私のところの自治体は地方交付金で下りてこないんです。その自治体が一体どうやって人数増やすんだっていうことを、今我々のところで熱い議論というか、激しい議論をしているところでもあります。

もう一つの中に、健康危機管理対処計画の中に、連絡協議会というものを設けるようにということがあります。例えば消防救急とか、それから保健所であるとか地衛研、それから医療であるとかそういう多機関の結びつきが非常に大切なので、普段からこういう連携協議会を持っていろんな話し合いを進めておいてくださいということがあります。もう既に作ってあるところが実際ではありますが、でもいつも有事っていうわけじゃないので、いつも緊張して取り組むわけではないけれども、起きる度に、さあ大変ってそこから始めるのではなくって、共通認識を持って、みんな何かあったら集まる、それで動くっていう考え方が必要です。

そのためには、平時から感染症対策に対する理解を少しでもレベルアップをして欲しいし、平時にある程度の余力があるってことが必要です。でも実際はカツカツの人数でカツカツのことしかできていないっていうことを、自分たちも社会にもそれを認めてもらわなくちゃいけない。行政のトップとか、議会であるとかいうところの理解も必要だろうと思います。なんといっても人材と連携が必要です。

「地域連携における課題はなにか？」とChatGPTに回答してもらいましたら、いいこと書いてあるんですね。情報共有の不足が課題、意思疎通が困難、コミュニケーションの不足、予算が足りない、法的規制上の課題、リーダーシップが不足している……なんてことも書いてあります。それから技術的な課題として、このシステムやデータがあちこちでバラバラなので、こういう互換性の確保の問題じゃないかっていうことが、ChatGPTが回答してくれます。当事者としてもやはり検討をして、共通の意識、認識を持つことが必要だろうと思いました。

そのためには会議では共通の認識が必要ですし、なにより訓練をやることがとても大切だなと思っています。訓練っていうか練習っていう言葉でもいいと思います。例えば、サッカーで訓練しようなんて言わないですよね。サッカーの練習をしよう、練習は毎日やらないとだめです、と言っているわけです。訓練でうまくいくことが訓練ではなく、どこに欠点があるか、誰が何をしなくちゃいけないか、あるいはどの立場がどういう責任があるとか、それから情報共有であったり、もちろん結構できているじゃないっていうのがあっていいわけだし、それをもって新たなメッセージを出すってことが必要だろうと思います。

PHN ブックレット 24　53

もし何にもそういう訓練とか練習がないと、手順も作ってもうまくいかないとか、あるいは置いてある設備がうまく動いてないとか、それからスタッフが入れ替わっていることがあるし、一体何をやったらいいのか、その場になるとごちゃごちゃしちゃうってことが十分考えられるので、そういう意味で訓練というのは必要だろうと思います。

川崎市で私達はどのような訓練を実施したか紹介をします。例えばワクチン接種は新型インフルのときからやっていましたけれども、それを応用する形で、いち早くコロナワクチンの集団接種ができるかっていうことを実際に沿った訓練をやってみました。それにはどのぐらいの時間がいるのか、どのぐらいの人数がいるのか、注射担当とか、健康チェックとか、他に事務的な作業も実に大切で、そういうものがどのぐらいなのかっていうことを、行政サイドが掴むことができました。

こういったようなことも実際にやってみて、それで準備を立ててったということがあります。たとえば大切なのは救護対応職員を必ず置くこととか、充填時のミスを防ぐためには、１ヶ所１人じゃ駄目ですよっていうことも訓練から出てきたことでした。

それから、先ほどの感染症対策協議会っていうのも、新型インフルのときからできていますけれども、それをさらに充実をさせていくっていうことがありました。医療体制なんかもできていますけど、費用の問題であるとか、どこから人を集めていくかとか、どこに実際問題点があるか山積では

ありましたが、医師だけでなく、看護師、薬剤師、臨床検査技師、それから検査部門ですね、そういったようなところも協議会の中で議論をやってました。

何か訓練をしようと思うと、どちらでもまずシナリオとマニュアルを作ると思います。そうすると確かにそのPPEの着方とか、ワクチンの接種方法とか、それはできるんですけれども、大人数だったらどうするかとかは今まで想定があまりされてこなかったと思います。これは東北の押谷先生が前からおっしゃっていましたけれども、重症患者数も多くなってベッド数が不足するとか、そういう大人数なったときにどうするかとかです。どうしても今までの計画は何かの病気が出たときにどこに搬送して誰が診るかっていうところにとどまっていたということがあります。発生はせいぜい数十人単位ではないでしょうか。想定外をどういうふうにやっていくかっていうのは確かに難しい、天井桟敷の想定外してもしょうがないですけれども、少なめからスタートしても、スケールを次第に大きくしていく必要があると思います。

川崎市では、ブラインド訓練といったようなことをやっています。何がブラインドかというと、訓練に参加する人は訓練前には何も聞かされてない。もちろんシナリオは綿密にできていますが、訓練のリーダ格数名と患者役以外にはシナリオ内容を明らかにしていない。これには病院も保健所も市役所も我々の研究所も、それから感染症サーベイランス担当も全部加わっていますが、誰もその内容は知らされていない。実施する日はもちろん決まっていて、その

日、患者さんから病院の交換台への電話から訓練がスタートします。交換台は訓練があるってことは知っているけれども、どんな電話が来るかわからないんですね。それに患者役が自分がどういう症状で診てもらいたいということをまず伝えます。交換台はじゃあどこに電話を繋ぎましょう、っていうところから本格的な訓練が始まるんですけれども、ここでは総合診療内科に転送していますね。そこで電話は内科外来に転送されるのですが、電話が切れちゃったんです。これ全く、ハプニングで、こんなの本当のシナリオ外ですけれども、そのときにどうするかというのは瞬時にその場にいる人が考えなくちゃいけないわけで、そのようなことがあったりしました。

患者役は「ドバイからヨルダンに行って、帰国してから熱が出ました」って言うのですが、他の病気どうなのかしらっていうことが始まります。そのとき初めて外来に行くことになりますが、「一般外来棟じゃなくてプレハブに行ってください」っていうことになりました。当時プレハブの診察室がその医療機関には設置してあったので、そちらのカギを開けて、使用できるようにするところから外来診療が始まります。

感染症法関連疾患の可能性ありということで医療機関から保健所に電話をするのも、診察委がそれを疑った時点で始まりますけど、保健所の行政判断と医学的診断とはずいぶんギャップがあるんですね。医学的にこの病気だって考えても保健所の方は、いやそれはどこの第何条に合わないから保健所ではかかわらなくてもいいんじゃないですかって言うことが出たりする。そ

んなこと言ったって駄目だろうとかいうことが起きたり、そういうような両方の考えの違いなどもこんな時にでてきたりしました。また保健所は上司の判断を仰ぐということで何回も電話が行ったり来たりで臨床側がイライラしたり、ということがシナリオがしっかりしている訓練ではあり得ないこと、しかし実際の場ではありそうなことが多く明らかになりました。

それから結構訓練の中で出てこないのですが、必ず報道が入ってきます。それに対して誰がどういうふうに答えるかということも決めなきゃいけないわけです。

従って、きちんと決められたことだけをやるのではなくて、どのように瞬時に反応できるか判断できるか、そしてそこのもとには住民の健康、命を守るにはどうしたらいいかという視点でやっていくことが必要だろうと思います。

もう一つ、これもコロナ前から始めていますけれども、机上訓練もやりました。これは、大きい部屋に人が集まってやりますが、医療機関、例えば大学病院もあれば、市立病院もあれば、診療所・医院もあるし、それから保健師さんもいる。保健所も入るし県・市なども入るし、衛生研究所もはいる。いろんなところが一緒になってやります。

そこで、患者さんがA病院に行きました。18歳の女性の患者役の人が症状を言うわけです。でも実はB病院にも、あるいはC・D・Eにも同じような患者さんがいた。多発かどうかはそれぞれの病院はわからない。感染症の管理の人は保健所に伝えるけれども、保健所では、そのときに実際にど

PHN ブックレット 24　55

ういうようなことが起きているのか、その
リスクって本当に高いのか低いとか、そう
いうリスク評価ってとても大切で、共通の
言葉でリスクアセスメントを行い、それぞ
れの医療機関にフィードバックします。

この場合には例えば7月13日に市立病
院から、夜間診療で下痢血便が10名いま
した。病院の情報はこれだけです。受け取っ
た保健所の方は、他の医療機関にも同様の
情報があるとすると、この情報を早く伝え
なくちゃいけないというようなことをその
場で決めなくちゃいけない。そうするとこ
れは広がるかもしれないし重症者も出るか
もしれないっていう、当たらないかもしれ
ないけれども、それを情報共有してくって
いうのは大切で、一方そのインパクトも考
えておかなくちゃいけない。

そのリスクの評価は、症状のインパクト
と確率を掛け合わせると、これは高いのか、
ちょっと様子を見ているのか、私達はこの
辺に評価しますよっていうのが客観的に、
共通の言葉で持つことができれば、お互い
の共通認識に繋がります。

訓練はこんなふうにしてやりました。打
ち合わせを入れながらこういうスケジュー
ルを組んでいますけど、2時間半ぐらいが
3時間半ぐらいです。シナリオはあります
が、シナリオ通りにやるわけじゃなくてそ
の場その場に応じてすぐ変えてもいい。

特に医療側からは診断について、あの検
査やってない、この検査やってないがこれ
はどうなっているのかなど、どんどん畳み
かけた質問が来ます。時間とデータはも
う決まっていて、その中でどう考えるかっ
ていうことにします。大きい部屋にグルー

プを作って、大学病院、市立病院、開業の
先生、保健所の机を作ります。それぞれに
電話を備えます。例えば大学病院のところ
に下痢の患者さんが来て血便がありまし
た。保健所に電話しました。でも保健所側
は実はD病院とか、B医院からも電話が繋
がってきて同じような症状があって電話に
出られない、なんてこともあります。

実際にPHSみたいなものを使ってやっ
ていて、そのときに何回も電話をかけた、
あるいは別のルートに聞いてみるとかいう
応用をこの人はやんなくちゃいけないとい
うようなこともあります。それをホワイト
ボードにどんどん記入をしていくというこ
とをやります。それを途中で評価してリス
クはどのぐらいでどこに問題点があった
か、今度はどうしたらいいでしょうという
ことをそれぞれのところで聞いていただく
というようなことをやっています。

参加機関がそれでほとんどの役割を確認
できるのと、情報の共有をどうしたらいい
のか、A病院から電話あったときに同じよ
うな患者さんが出ているということをすぐ
伝えられるとか、連携が本当に重要になる
と思います。これ結構いろんな自治体で始
めていますけど、これ去年の8月、5類に
なってからすぐにこういう訓練を私たちは
始めました。

こういう医療機関における感染症危機管
理っていう連携がすごく大切ですけれど
も、特にこの中で重要だと考えているのは
やはり保健所と行政と医療機関とか、共通
の言葉で話せるようにしておかないといけ
ない。そうでないと「いったい行政は何やっ
ているんだ」とか、「保健所はモタモタし

ている」とか、「病院はちっともこちらの言うことを聞いてくれません」とかいうようなことだけになってしまうので、その対話をぜひ普段から作っていく必要があるだろうと思います。

羽田での飛行機事故がお正月にありました。もちろん大変なjことでしたが、そのとき素晴らしかったのは、JAL機から誰も死亡もなく大けがもなく脱出できてきたことです。これはやはりすごい訓練やっていたと思うんですね。JALに限らずANAもやっているとは聞いていますが、これシナリオ通りには行ってないと思いますね。シナリオ通りにいかないときに、何を判断できるかというのはやはり練習やってないとできない。これ本当に普段（不断）の練習の賜物だろうなと思いました。

感染症対策の基本っていうのは、これは相手を知るっていうことが必要なので、そのためにはサーベイランス、情報を集めることが必要です。情報を集めるためには、見る人、まとめる人がいて、それを情報提供することが必要です。

常にこの普段から、定期的に見て情報分析してフィードバックをする。まさにサーベイランスの大切さはこれからもずっと続くと思います。ただ、決まったものしか受け付けない、決まったものしか届けないっていうことじゃなくて、「あれ、おかしいな」っていう気づきと、それが本当におかしいかどうかっていう判断する力はやっぱり持ってなくちゃいけない。それがさきほどのリスクアセスメントですね。決まってないからやらないのではなくて、決まってないものでも「あれ？」ということをみん

なで共有して、1人で判断するのではなく、数人で集まって常に考えるっていう場と考え方が必要だろうと思います。

情報って増えれば増えるほど厄介ですが、やはり発症日ごとであったり感染原因だったり、感染期間であったり、それから致死率重症化率とかですね、不顕性感染があるのかないのか、年齢、ワクチンがあればその効果とかがとても大事な情報となります。

病原体は今ゲノム解析までできます。でも全部情報が取ればいいってものでもない。なぜ必要かっていうことを届けて出ていただく方には伝えなくちゃいけないし、その結果はやはり届け出た側に報告をしていかなくてはいけないですね。さらに保健所とか感染症情報センター、そういうところが情報をうまく整理して、まとめて、わかりやすく、説明しなきゃいけない。もう一つはできるだけ公的に発表していかなくちゃいけない。往々にして保健所は、役割がなくなるとすっと書類として積んだままになっちゃうことがあるんですけど、誰かがどっかで分析をして、それを公的に、つまり学術的に発表しなくちゃいけない。今回の新型コロナで、僕らもそうですけれども、日本のデータより外国で出たデータを見ながら「これはこうだ、ああだ」というふうに言いがちなんですね。それは日本のデータがすぐにまとめられていないのと、外国はそれをすぐ発表する、そういうところもあります。日本ももっとそれをきちんと発表していくっていう姿勢は必要だろうと思います。それにはまさしくその医療であったり、行政であったり、検査機関それ

PHNブックレット24　57

から研究情報センターの連携が必要だろうと思います。

でも、それには人もいれば道具もいればお金も必要です。それを強く言っていかないといけないと思うんですけども、十分にはいかなくても、こういうことは一歩ずつ進めていく必要があると思います

私は、感染研にいたときの平成23年、2011年、東日本大震災の直後ぐらいだったんですけども、当時の川崎市立の看護短期大学に頼まれて感染症について講義したことがあるんです。そのときに災害の話もしています。

大切なのはやはり食事と水とトイレ、これを最初にやらなくちゃいけないこと、それもどのくらい必要か数字で出ています。これが今回能登のときは3.11に比べれば、今満足しているわけではないけれども、対応が早くなっていますね。

それで、そこには保健師の活動がすごく重要であるというようなことを話しました。例えば2次的な健康被害、感染症、食中毒、それから心の問題もあり、福祉サービスのことも、連携調整しなければならないことがいっぱいあります。3.11のときに体制づくりがうまくいっている避難所には避難者の中に保健師さんがいた。必ずしも派遣された人ではなく、避難者の一人としてでした。でもやっぱりプロの力ってそういうところに出てくるんだなという思いをしました。そのことを学生に言っています。こういうときにも保健師さんがやっているのは、ミーティングを開いたり現地を見に行ったりですね、それから家庭訪問をしたり、能登でも今まさにこういう時期に

入ってきていると思います。

3・11の時も健康相談であるとかエコノミークラス症候群の体操やっていますけれども、避難所の様子はひどかったですね。それだけ今の避難所の方が例えばパーテーションを作るとか、ベッドが入っているとか、カーテンでのそれぞれプライバシーをある程度守るとかですね、そういうようなことは確かに進んできたなと思います。

最後にちょっとこんな言葉、「ネガティブケイパビリティ：negative capability」という言葉があるんですけれども、自分にとって「そうだな」と思った印象深い言葉なのでご紹介します。これは英国でキーツという詩人が書いています。1817年ってずいぶん前のことですけれども、「人が、事実や理由を得ようとイライラすることなしに不確実性、不可思議、疑惑の中にいることのできる力、それを私はネガティブケイパビリティというのだと思います」ということを言っています。答えが出ない事態はあるし、それから容易に答えも出ないけれども、そういうときでも、耐えながら一つ一つ解決していくっていうことがこれからますます求められてくるだろうと思います。それは1人じゃなくて、皆さんがそれぞれのところで同じような考えの同じような仕事といる人たちが連携をしながら、あるいは愚痴をこぼしながらも、こういうような言葉にあるようなことを噛み締めながら進めていくということが大切じゃないか思います。

これもインフルエンザパンデミックの時によく言われましたが、感染症対策の基本は共通で、強がり過ぎず、さりとて怖れす

ぎることもなく、普段の感染症対策として淡々とやっていく、それが今日いただいたテーマのこれからの感染症対策をどうするか、それから公衆衛生をどうするかということに対しての私の回答にしたいと思います。以上です。ありがとうございました。

〈質疑応答〉

質問：知らぬ間にコロナに感染し治って免疫を獲得するっていうことはあり得るんでしょうか？

講師：例えば他の病気でも、自分はかかったことがないけど免疫を持っているというのはよくあることです。例えば麻疹みたいな病気でも、麻疹にかかったことがない、ワクチンも受けたことがないけれど、免疫を調べると IgG 抗体はあるという人はいます。その方はどっかでかかっているけどもいつの間にか、幸いに症状も出ないで治ってしまって、免疫機能だけは動いているというハッピーな人。そういう割合が多い病気もあれば、ほとんどの人が発病しちゃうような病気もある。麻疹ってほとんどの人が発病したので今は例外的なことを言いましたけれども、例えばこの中で一斉に血液の検査やってみるとコロナだって言われたことないけれども、コロナの検査陽性の人は一握りぐらい出てきますね。ただし、症状は出なくても、ウイルスはある程度排出するので、感染の元になるというのがコロナの厄介なところだったんですね。だから1人1人にとってはたいしたことがないんだけども、みんなで注意をしなくちゃいけないっていうところになります。あんまり

注意しすぎちゃうと本当に症状がない人でもじっと閉じこもってなくちゃいけないのは合理的ではないから、そこは目をつぶって、ということも必要じゃないかとは思います。

ですから、症状がない人でもうつる病気はたくさんあるということ、コロナはそれが多分多めである、という答えになるかと思います。

質問：あの訓練の中で、本来だと病院と病院のやり取りはお互い聞こえないと思うんですけど、でも同じ部屋だと、その内容が聞こえてきたりしてしまいます。何かその辺もうちょっと詳しく教えてください。

講師：本当は1人部屋でひと区切りの方が周りに声が聞こえなくていいと思いますが、もちろんある程度のスペースでやらなくてはならないというのがあるので一緒にごちゃっとやっています。でも皆さん自分たちの話に結構集中するので、隣に何言っているのかあまり聞いてない様子でしたけども、スペース次第っていうことだと思います。

質問：ちょうどコロナが始まった年に大阪の吹田市は中核市になって4月1日にワーッと電話かかってきて、感染症の方は大変でした。確か首相が安倍さんとか菅さんの頃に、感染の多い地域は高齢者施設で2週間に1回の PCR 検査を認めるっていうのがあって、大阪府立保健所さんの管内の市町村とか高齢者施設は2週間に1回検査していました。吹田市は独自の判断で2週間に1回では意味がないということ、か

つ、PCR で見つかった保健所がひっ迫するだろう、PCR 検査は擬陽性がある、この主な三つの理由をして、基本しなかったんです。それで吹田市は結構クラスターを受けていたのではないかなと私はちょっと思っています。近くの中核市の高槻市さんは1週間に1回されたので、やはり予防できていたかなと思うのですが、先生のご見解を一つ聞けたらということ。あと先ほど職員数のことをおっしゃったんですけれども、市町村合併が進んだこともあり正規の職員数が減っています。今回のコロナ対応でも、委託業者でコールセンターとかを回していたし、不正の受給があったりしたので、住民の人に喜んでもらえるような法的な体制が作れるのか日々頭を悩ましているけど、何か補助金があったらありがたいなと思って、よろしくお願いします。

講師：前半の方ですけれども、正解はないと思うんですね。そのときの予算と、それから PCR をきちんと判断できる人がいればその陽性と擬陽性と陰性っていうのは判断ができると思います。そうじゃないと擬陽性を陽性と読んでしまったり、逆に陰性はもう陰性だと信じてしまうというようなことがあるので、条件によって違うと思うんですね。

　それからもちろん予算の問題があってそれだけこの PCR のことを常に回せるのか答えが早く出てくるのかによっても違うので、当然ながらA市とB市のやり方が違うというのは、そこは自治体のやり方だと思うんです。ただ、基本的には病状も何も出てない人を一斉に検査するっていうのは、

効率的には良くない。効率的にやろうとするならば、症状がありそうな人、ちょっと出た人も早く検査をできる方が大切だと思います。けれども、それだけ余裕があるならば例えば2週間に1回とかいうのも意味はあると思います。

　でも、2週間1回に検査しても、その翌日に感染することもあるわけだし、それでは1週間に1回がいいのか、毎日じゃないかっていう議論の方になってしまうので、そこはもう一つの決めるしかないと思います。どれが一番いいかっていうことにはならない。

　後半の質問は本当に難しくて、そのギチギチで仕事をやらなくちゃいけないとかいうことではなくて、僕はいつも自分の研究所でも言っていますけれども、一、二割は余裕がないとできない。ただ、さぼってんじゃないかとか、遊んでいるんじゃないかとかみられないよう、きちんとやっていますよっていうようなことを知っていただかなくちゃいけないわけです。実際はそういう人の余裕、時間の余裕っていうのはとても大切じゃないかなとは思っています。具体的にどうするかはおっしゃるようになかなか難しいところですけれども、僕は常にそういうことを自分のスタッフには言っています。

質問：地域の中で、うちの町でもそうでしたけど、最初に出た人は徹底的に検査しますよね。消毒もしました。そうしたらもうそこに住めなくなった。その人だけでなく家族も。もちろん行政は情報を流しませんが、あそこに何の車が来たとかそういうこ

とでわかってしまう。そういうことがあったときに、何をどうしたらいいんだろうと私は思いました。

講師：感染症って嫌なとこはそこなんですね。どうしても出たところを汚らしく思ったり、差別をしたり、しょっちゅういろんなとこで起こっています。周りの人はできるだけそうじゃないですよっていうことを、言い続けていかなくちゃいけないと思う。例えば隔離をするっていうのは、「汚いからからそっちに行け」じゃなくてその人を早く治して、これでその人から周りの家族にうつらないよねとか言うためであって「治ったら隔離は終わりですよ」っていうのも言っておかなくちゃいけないんです。その話の場合は多分、治っても、いつまでも危ないっていうことが伝わりがちだと思うんですね。本当に感染症ってとても社会的に嫌がられることがある。

それがその普段から「感染症ですけど、こういうときは休んだけれども、治れば大丈夫ですよ」とかそういうようなことを言い続けていかなくちゃいけない。

ついそのことが忘れられがちで、感染症対策の方だけに目がいっちゃうとその場にいなければいいだろうという誤解につながります。少しでもそれをなくしていくっていうのは我々がやらなくてはいけないことだと思います。すぐのアイディアはないけれど、やっぱり地道にやってかないといけないことです。

第 56 回全国保健師活動研究集会報告

シンポジウム

感染症のパンデミックへの自治体の対応と住民支援の課題

コメンテーター
　　高鳥毛敏夫（関西大学）
　　波川京子（大阪歯科大学）
　　小松康則（大阪府関係職員労働組合）
シンポジスト
　　野尻孝子（前和歌山県福祉保健部技監）
司会
　　吉峯悦子（長崎県長崎市）
　　占部芳里（福岡県宗像・遠賀保健所）

Ⅰ　コメンテーターの発言

感染症パンデミックに対する
自治体の対応と住民支援の課題

高鳥毛敏雄

　戦後の憲法下において、公衆衛生体制の基盤である地域の医療機関体制や市町村の地方自治体制が整っていなかった。そのために1990年代までは保健所を基盤として公衆衛生事業が実施され、それを支えてきたのが保健師であった。この自治体と保健師による体制はその後地域保健法が施行されて今日につながっています。世界的には

この形の公衆衛生体制は普遍的なものではありません。日本がモデルにしたイギリスは1970年代に医療組織に公衆衛生及び保健師が組み込まれて日本とは異なる形態のものとなっています。本日の『自治体の対応と住民支援』ということは、公衆衛生を担うのは自治体であり、その活動や事業を担うのは保健師であることを前提としたものであり、この「地方自治体と保健師」という形をパンデミックや災害の経験を通して進化させていく必要があります。この体制を『今後も維持できるのか』、『自治体はどう変化していくのか』、『コロナの流行で自治体と保健師がどう変化する必要があるのか』を問う必要があります。

　この1月1日に「令和6年能登半島地震」が起こりました。地域では、災害時の被災者支援には保健師以外の医療、介護、福祉の多くの職種が活動する状況になっています。自治体と自治体保健師が地域の他の支援者とどのような連携や役割分担、公的責任があるとかということは変化してきています。コロナにおける自治体と公衆衛生と保健師の現状を振り返り、コメントさせていただきます。

１．保健所法下の結核対策でつくられてきたものを振り返る

　日本の保健所体制と感染症に対する業務は「結核」に対処する中でつくられてきたものが大きい。保健所が設置されてから結核業務は創設後現在まで、保健所と保健師の育ての親と言えるものであった。しかし、現在の保健所の結核業務が全国一律に標準化されたのは昭和50年前後のことです。この標準化に結核研究所が大きな役割を果たし、実現されたものです。私が保健所に在職していた1980年代後半はまさに結核研究所は全国の保健所の活動の管理図をつくり懸命に標準化に尽力していました。現在では結核の患者がどこに出ても、どこの保健所が対応しても同じように対応しています。これは、結核対策だけでなく母子保健事業などについても同じであったように思います。このことが、コロナ流行初期に全国の保健所がすぐに一斉にクラスター対策を実施できることにつながっています。結核対策は2000年以降、さらに先進国に学び、積極的疫学調査や日本版DOTSを入れた世界の結核対策の成果やIGRA検査など最新の医科学研究の成果も常に取り入れた対策を取り入れてきました。このことが日本版のコロナ対策を形づくることにつながっています。

２．保健所法と地域保健法の公衆衛生体制の変化

　コロナが発生した初期の頃は、緊急事態であり内閣総理大臣や内閣官房の大臣が陣頭指揮をとっていましたが、その後全国に流行が拡大すると自治体においては保健所長ではなく、東京都知事、北海道知事など都道府県知事が全面に出てきて対策を進めていました。政府では厚生労働大臣が全面に出てきていませんでした。これは日本の公衆衛生制度がこの30年に劇的に変化してきていたことを認識させてくれました。これは、1996年に発生した大阪府堺市学童集団下痢症の時と比べるとわかります。この時には、政府も、大阪府も当初は全面に出てきていませんでした。そのため堺市だけが孤軍奮闘していた状況でした。市の対策本部には手が足りず市内の6保健所長全員を本庁に集めて対応したのですが、それでも対応できず、現場が混乱し、当時私は大阪大学公衆衛生学教室にいたのですが、夜間に堺市の保健所長が助けて欲しいと電話してきて、その後大学のスタッフや大阪府内の保健所の医師の派遣応援を得て何とか対応できるようになりました。当時はまだ伝染病予防法の時代で、感染症については市町村が伝染病病舎をつくり、確立するという法体系のままでした。新型インフルエンザ等対策特別措置法もありませんでした。また地方自治法の新しい体制もスタートしたばかりで、事件が発生した1996年4月に堺市は中核市になったばかりでした。堺市は日本で最初の中核市（今は指定都市となっている）の一つとなり、その3か月後にこの集団発生に直面したのでした。中核市と都道府県との間の関係性も明確でなっていなかった感じがします。堺市はすぐに大阪府が助けにきてくれるものと考えていたようですがいつまで待っていても応援にきてくれませんでした。中核市には要請がないと大阪府はかってに応援

支援ができなかったようです。その後、さらに 2009 年の新型インフルエンザのパンデミックを受けて 2012 年に新型インフルエンザ等対策特別措置法が制定されています。現在は、パンデミックが起こった場合は市の要請がなくとも都道府県知事に対応することが求められています。つまり、堺市学童集団下痢症に対しては、感染症法、新型インフルエンザ等対策特別措置法がない体制で対応がなされました。それを教訓に、翌年に国立感染症研究所が組織改編で創設され、日本の感染症体制を大きく改革されてきています。

3. 地域保健法施行後の地方自治体の現状と課題

　堺市学童集団下痢症が発生した時代と比べると、コロナ流行時の公衆衛生体制は都道府県や市町村が公衆衛生対策を担う主体に変化していました。堺市学童集団下痢症の発生時には、自治体やその保健所だけで対応しないといけない状況でしたが、この事例は保健所法下で発生した最後の大きな集団感染事例でした。

　その後、地方自治法改正、そして地域保健法が制定、感染症の制定、新型インフルエンザ等対策特別措置法がされています。今回のコロナのパンデミックは、地方自治体が名実ともに基本的な住民の基本的な健康、医療、福祉、介護などを担う主体であることを強く認識させることとなりました。明治時代からつくってきた日本の公衆衛生体制の到達点を確認してみる貴重な機会を与えてくれたと思っています。

4. 大都市部の保健所の統廃合の問題と都市圏域の自治体連携の課題

　今回のコロナの発生で露見した問題点として、大都市部の保健所体制があります。地域保健法が制定されて、医療資源が恵まれている大都市部の保健所は、市や特別区で一か所に統廃合されていました。中には 200 万人、300 万人を超えている市でも保健所が一か所にされていました。今回、コロナの感染者を増幅し、爆発的に流行した背景には人が密集している大都市の存在とそこの公衆衛生体制の問題がありました。例えば、大阪市で感染者が発生すると通勤通学や歓楽街などの人流により大阪府下に拡がりました。特に、第 4 波で大阪市保健所の感染者数が多くなり処理できなくなると府下の保健所にも影響が生じていました。これは感染者が発生すると医療機関は設置地の保健所に医師の発生届け出を出しますが、それを感染者の住所地の保健所に転送できなくなったからです。例えば、高槻市の多くの住民が大阪市内で働き、大阪市内の医療機関に受診していますが、そこから高槻市保健所に感染者の情報が遅れてしか入ってこないため、対応が後手後手になったのでした。高槻市保健所は途中から独自に「コロナの人は自分の住所地の保健所に相談してください」と呼びかけて対応していました。また大阪府は中核市保健所が多く大阪府人口 880 万人のうち府保健所の管轄人口は 270 万人の約 31% に過ぎず、保健所設置市の管轄人口が約 600 万人で全体の 69% を占めていたので、大阪府は 2 つの指定都市と 7 つの中核市の連携体制を十分につくっておく必要がありま

した。また、大阪駅からJR神戸線を神戸向きに1駅行くともう兵庫県の駅なので、都市圏内の府県の連携体制にも課題がありました。特に、パンデミックに対しては数千万人の規模の都市圏である首都圏内の自治体の連携体制の強化が不可欠と思いました。首都圏の人々は、飛行機、新幹線ですべての地域とつながっています。北海道、沖縄などの遠方地域とも観光やビジネスでつながっているので、パンデミックの拡大に大きな影響力を有していることを認識させてくれました

5. 感染症対策における保健所と医療機関の役割分担

結核が流行していた頃、全国一律に断層写真などきちんと胸部X線撮影を行える医療機関が少なかったので、保健所が結核については検査も含めて全面的に対応する体制がつくられていました。伝染病予防法の法定伝染病の対応は市町村と伝染病棟で対応する体制であったので、日本の医療機関は感染症については対応する体制をつくらずにきていた問題点がコロナで顕在化しました。この点については、2009年新型インフルエンザのパンデミック時にも明らかになっていました。そのため、新感染症の発生初期に保健所が全面に出て、検査や医療機関のゲートキーパー役を担う体制がつくられていました。結核が蔓延していた時代と比べると、保健所数は減少し、それに対してコロナが流行した時期には医療機関数、医療のマンパワーも検査設備も医療機関の方が圧倒的に大きな対応力を持っているにも係わらず、いまだに保健所や行政に

感染症は任せるという状況でした。コロナの感染者数が多く、保健所がパンクした大都市部では医療資源が多い現状にあるにも係わらず、医療機関は消極的な対応をしていました。保健所がパンクし、制限していても外来や入院患者にコロナの感染者ができてきて、多くの医療機関が対応せざるを得なくなりました。パンデミックの発生時の保健所と医療機関との連携体制や役割分担を現状にあわせて見直すことが必要であることが明らかにされました。

6. 都道府県の役割の強化――感染症予防計画

今回のコロナのパンデミックの対応の課題のひとつが、自治体域を越えて広域的に広がり、連携した対応が必要であったのに一体として対応できていたとは言えない問題がありました。そのために、政府は感染症法を一部改正し、都道府県は感染症予防計画を2023年度中に改定しています。都道府県には予防計画作成にあたり、都道府県内の保健所設置自治体（指定都市、中核市、特別区）を含めた連絡協議会を設けて策定することを求めました。今回のコロナによる都道府県と保健所設置市の連携強化の見直しの大きな変化でした。しかし都道府県間、都市圏内の自治体連携体制の計画策定についてはまだ課題として残されています。

7. パンデミック時における自治体と保健師の住民対応支援の課題

日本の場合は、欧米諸国とは違って自治体に保健師を含めた公衆衛生の専門職員を

置いた体制が維持されています。保健師については、市町村のいろんな部署だけでなく、地域包括支援センター、保健センターなど様々なところに置かれる状況になっています。この体制がパンデミック発生時だけでなく、大地震が発生した場合の対応においても自治体と保健師の業務に変化をもたらしています。災害時には市町村が避難所を設置し、避難している人の食事とか健康管理をし、飲み水の確保、病気になった人の対応の手配をすることが求められています。今回のコロナのパンデミックに対しても自治体（保健所）と保健師に多くの対応が求められました。日本の自治体は健康・医療・福祉・生活支援に係わる人事全般（人の生活に係わる事の全般という意味）に対応しなければならない状況になっています。こういった総合性や専門性を自治体がどこまで担っていけるのか、それにはその多くの業務を担う自治体の保健師の役割が大きな影響を与えるものとなっています。自治体と保健師で対応できない場合、自治体全体の部署と職員でどう代替するのかということ、さらに種々の生活支援に当たり民間事業者に委託するなどどう連携しどう使うのかについても進化させていく課題があることが示されているように思っています。

8．能登半島地震の発生で顕在化した二極化した日本の健康危機管理体制の課題

　能登半島地震が起きた「奥能登」地域は石川県の中心部の金沢及び加賀地域から遠く、能登半島の入り口である「中能登」地域からも遠く、道路が寸断され、支援者の衣食住の拠点も近くになく被災地への支援は容易ではありませんでした。奥能登地域の医療体制として、各市町に公立病院があるが、日頃は120km離れた金沢の大学病院や医療機関に支援されていたこともあり、道路が寸断、上下水道が不通となり、病院も陸の孤島状態となっていました。奥能登の2市2町は平成の市町村合併により各市町の管轄面積が大阪市と同じ面積となっていました。日頃の生活行政は集落の地区の区長と役場との連携体制で行われていましたが、集落と役場とのつながりが機能不全となると自治体機能も十分機能できない状態になっていたようにみえました。保健所についても、以前は3か所ほどあったようですが、現在は1か所となり所長は兼務だったようです。保健所の管轄面積が広く、2市2町に行くこともできない状態で、基本的には被災者支援は各市町任せになっていたようです。保健所は人的にも、距離的にも、また地域とのつながりの点からも難しい状況であったようで、地方における保健所のあり方を点検してみる必要があります。奥能登地域、県の中心部から距離的に遠いだけでなく、奥能登の集落は小さな谷間に散在し、数十戸単位で多くなり、日頃は集落単位で独自の生活をしていて、個別支援は難しいという特徴もありました。しかも高齢者人口割合が約50％と高かった。全国には奥能登地域でだけでなく似たような半島地域や離島・孤島などがあります。コロナのパンデミックは大都市災害と言えるものでしたが、能登半島地震は、半島、離島、過疎状態の僻地災害と言えるものでした。災害対策には、人口の偏

在化により、大都市災害、僻地災害の両面に対応できる体制が必要となっています。

9．自治体の保健師の課題

　コロナ流行時には自治体が名実ともに住民の健康・命・安全を守る存在とされていました。また、保健所のあり方が問われ、健康危機管理の拠点として重要と認識されてきていました。コロナや能登半島地震を経験し、地域の健康危機管理の強化が重要な課題とされています。地域保健法が施行されてから保健所が自治体の中に埋没してきていた状況にありましたが、感染症のパンデミックを経験し、自治体機能だけで対応が難しく、自治体機能の中で保健所の存在と、保健所が全国的に連携して専門的な機能を果たすことがとても重要であることを認識させてくれたように思います。保健所設置自治体は、保健所を有していることから、この両機能を使った健康危機管理体制づくりの手本となることが可能です。コロナを経験し、自治体を基盤とした公衆衛生体制の発展させていく必要があることが一つ明らかになりますが、その自治体の公衆衛生活動を担う保健師にも進化が求められていることも明らかにされたように思っています。

パンデミックに対する自治体の対応と住民支援の課題〜保健師の立場から〜

波川　京子

1．保健所と保健師の網の目は 87 年前から続く

　1937（昭和 12）年に設置された保健所は、国策の富国強兵を目的にした「国民ノ体力ヲ向上ヲサセルタメニ地方ニ於イテ保健上必要ナル指導ヲナス所」でした。保健所 1 カ所の担当人口は 12 万人から 20 万人を標準にしていました。

　戦後になって、憲法第 25 条のもとで、1947（昭和 22）年に、国民のための公衆衛生の向上と健康増進を計ることを目的にして、保健所は再出発しました。1994（平成 6）年に保健所法が地域保健法に変更しても、保健所は保健所の名称で業務内容もほぼそのままに、継続して今日に至っています。

　2022 年 10 月の時点で、全国に 557 地区 122,206 人の無医地区がありますが、無保健所地域、担当保健師不在地域は基本的にありません。保健師の業務方法が地区分担制であれ、業務分担制であれ、保健所と保健師の網の目は 90 年近く脈々と継続されています。さらに保健所業務の無料の原則は戦前の保健所法から続き、保健業務は原則無料で動いています。地域保健法を境に保健所は統廃合され、保健所の職員や市町村職員などの公務員は定数削減され、公務員職場はブラック企業だと言われるほどの状況に、今も置かれています。

　保健所は政令市・中核市・都道府県・保健所指定都市が、設置した公の機関ですから、コロナ感染症拡大が始まって、いろんな状況を呈したとしても、どこで起こっても同じような対応ができる強さを持っています。コロナ感染症対応では、通達 1 つで非常に大きな受け皿になり得ました。コロナ感染症対策体制が整わないままに、保健所は走り始めました。

特に、コロナ感染症の積極的疫学調査の、最前線に立たされた保健師の疲労困憊の状況が、マスコミで報道され、保健所関係団体等からの要望で、国が増員計画を出すまでになりました。コロナ感染症のパンデミックで病院が壊滅状態だとか言われましたが、保健所は元々余分なものはそぎ落とされていましたので、医療施設崩壊よりも前に、保健所の方が壊滅状態になっていました。

コロナ感染症以外に、保健所に届出が必要な感染症は、直ちに届出する風疹、はしかだけでなく、国内外で発生するほとんどの感染症です。5類移行後インフルエンザ、COVID-19 は、全国約 5,000 カ所の内科・小児科医療機関及び基幹定点医療機関（全国約 500 カ所の病床数 300 以上の内科・外科医療機関）から毎週届けが出されます。

日ごろ、保健所の業務は見えてきませんが、保健所は感染症だけの把握だけでなく、死亡個票も出生も把握しています。市町村の窓口に出される、出生・死亡・婚姻・離婚などの戸籍関係のものが保健所を経由して、国の人口統計や衛生統計になっています。

保健所は、病院の開設から始まり、保健所長が許認可する権限は多く、カップ提供の自動販売機も保健所の営業許可ですし、2年に1回の保健師助産師看護師などの医療従事者届も、国家試験の後の免許申請も保健所です。保健所のこういった仕事は減りませんので、削ぎ落とすとしたらどこなのかの査定も始まっています。民間委託になれば、公共の安全性よりも利益が優先し、公衆衛生の無料の原則も揺らぎます。

2．高齢化が進んでも感染症は終わらない

日本の高齢化率は 1970（昭和 45）年に 7.1 ％になり、地域保健法ができた1994（平成 6）年に高齢社会に入り、介護保険が始まった 2000（平成 12）年には 17.4 ％、その後もどんどん増えています。保健所法から地域保健法に変わり、国は感染症の時代は終わったと言い切って、保健所を医療法の2次医療圏に合わせて半減させることを目指しました。

平成の大合併、地域保健法・地方自治法の改正で中核市が設定されて、中核市が62 まで増えて、保健所も少し増えたことで、住民からは保健所が減ったようには見えない状況になっています。平成の合併で1999（平成 11）年の市町村数は 1718 に減り、担当する面積は広がっています。

市町村合併の目的は人員削減ですから、首長、議員、職員を削減します。保健師たちを1か所に集めると地域が遠くなり、保健師の足も地域から遠のいて行きます。合併すると3～4年で、だんだん保健師を見かけない、来ない、遠くなったという状況が周辺の住民からか出てきます。役場の支所も利用者が少ないからと縮小し、廃止していきます。合併前には保健師に声をかけたり、見かけたけど、合併して広くなると、住民と会わないまま目的地に着くようになります。

地域保健法の改正に向けた 2022 年の厚労省の議事録では、「感染予防の最前線である保健所は、市町村への権限の移譲や機能強化のための集約し減少した。日常活動は IC 化の遅れ、有事に対する対応余力に乏しい状態であった。感染拡大のために保

健所業務が逼迫した。保健所のやり方がまちまちなのは、伝達の仕方や市町村の首長の判断もあるが、保健所業務が逼迫した地域であっても、取り組みはまちまちであり、逼迫状況が解消されない地域もあった」と書かれています。コロナで保健所の業務・施策、職員数でいろいろな問題が起きました。人口67万人の静岡市から370万人の横浜市までの全ての政令指定都市の保健所は1市1保健所の状況です。保健所減は感染症担当保健師の減員につながり、コロナの感染対応に対して感染症担当経験の保健師が少なかった背景がここにもあります。

　総務省はメンタルヘルスのアンケートのまとめを出し、要因を分析していますが、対応策は書かれていません。2020年に保健師の人員増の数字を出しています。2023（令和5）年12月に出された令和6年度に向けた地方財政の概要では消えています。

　厚労省は、2023年6月に「第6波（2022年1月9日から3月21日まで）を基準にして、この業務量の人数を算定してください」ですが、この基準はそれぞれの自治体で違います。職員の働き方、心身の健康管理ができるか、減員の根拠にならないかを検証しておく必要があると思います。

3．コロナ対応から見えてきた課題～保健師への聞き取りから～

〈統括保健師・保健所保健師〉
・毎日厚労省の方針が変わって降りてくるし、応援団など様々な人へ始終説明している。
・リーダーを中堅保健師にしたが、携帯に

夜間にも電話がかかりヘトヘトで翌日も出勤する状況が続いていた。
・保健所の医者が退職しても、後任が来ない。
・保健所保健師が新任期に感染症を少しでも学んでおくと、緊急事態での人材確保のストレスが減ったと思う。
・事務の上司が保健師の仕事・体制を理解しなかったので、他部署からの応援が得られず、てんてこ舞いの状態が続いた。
・他部署の協力が得られて保健師を知ってもらう機会になった。
・人事課は何もしてくれなかった。
・組合の方も順繰りに人事課と一緒に人のやりくりをしてくれた。
・心身の疲労で保健師がやめてしまうが、補充はない。
・赤ちゃん訪問も住民からなかなか受け入れてくれず、会えなかった。
・学生実習で家庭訪問を中止したり、実習の期間を短くしたりした。
・住民からの感謝もあったけどクレームが多くあって、つらかった。

〈応援保健師〉
・保健師に過重労働を強いる形で、何とか保健所が持ち応えてきたことがよく見えた。
・電話で相談者に「自宅にいてください」と言った時、この人明日まで生きているかと心配になって、翌日にHER-SYSを見て「生きていたんだ」とつぶやくのを見た。
・保健師も熱意にばらつきがあって、悪態をつくような対応もあって、気持ちとし

てはわかるけど、負担が大きいんだなと思った。
・課長の「クレームが嫌だ」の姿勢が気になる。

〈産業保健師〉
・保健所のホームページがわかりにくい。従業員は複数の県から通勤しており、いくつもの保健所のそれぞれの保健師と話をするのが大変だった。各保健所のホームページを毎日見て、変更箇所を確認していた。
・保健所のホームページでは、中小企業のクラスター対応などがあまりなく、保健師のいる事業所に相談しにきていた。
・コロナで働き方と考え方が変わった。
・企業でもコロナ対応で1名保健師を増員したが、コロナが終わって仕事がなくなってもクビにできないしどうしようとの話が出た。保健所保健師も同じようになり得るので、コロナやパンデミックが終わっても、保健師が必要だということを言い続けなくてはいけないと思う。

〈学校・保育所、医療的ケア看護師〉
・同じ県内でも保健所によって対応が違う。
・クラスターを出さないようにとにかく頑張った。
・コロナを契機に保健所とか保健師の仕事を知った。
・全然関係なかった保健所が、非常に身近に感じた。最後に頼るところは保健所だった。
・こども園では、親からはクレーム・苦情

が来た。
・保健所の指示通り、園児を半分ずつ分けた食事にしたが、保育士も感染して人が足りない。誰が介助するか議論になり、無資格者にやらせないのが基本だが、やってもらっていた。
・マニュアルがあったら保健所に迷惑かけなくてもできたのではと思う。

〈応援に入った大学教員〉
・保健師の研修の根拠となる法律が5つあり、感染症の研修を要望すると「予算がない」と言われた。
・新人保健師の育成は3年かかるが、コロナの時は構ってもらえず、先輩の横で電話を聞いて頑張っていた。
・新人の指導担当がコロナ対応でリーダーになり、メンターが見つけられないようだった。
・職歴と資格はあるけども、看護師から転職して来た人は感染症はわからないようだった。
・コロナ対応を3年間位やっていると、通常業務をする自信がない、体力がもつか不安と言う新人にであった。
・コロナで保健所実習ができず、大学の学内実習だけで、保健所に就職して、保健所の中でもすぐに面倒見てもらえなかったという新人たちがかわいそうだった。
・学生同士の話し合いもリモートが多くなり、細かく話せないし、実習終了後、交流やノートの見せ合いもない希薄な関係で、学生生活を送って、新人保健師になっていた。
・組合がコロナに関係する勤務状態の変化

や労働環境の悪化、職員のストレス、住民のクレームなどをしっかりと集めていた。

4．保健師活動の再構築にむけて

保健師の活動を再開したら、空白の3年間で地域との関係が希薄になっていた、自主グループが消滅していた、参加者が施設に入っていた、母子健康手帳の説明ができてなく赤ちゃん訪問が難しくなっているなどが生じています。コロナ前とは違った保健師活動を模索していくこと、地区活動の仕切り直しが必要です。

保健師に感謝する住民が増えた感もありますが、保健師から住民が離れていった感もあります。3年間乳幼児健診で育児サークルに結びつけることができなかった。新たな集団ができやすいというメリットもありますが、できないデメリットもあります。ボス的なリーダーが長期間率いた集団は、グループを継続するか、もう1回リセットするかも出てきます。

母子保健を大事にしていかないと、次の世代はうまく育たないこと、健康づくりの条件においても乳幼児期が重要と言われていますので、保護者ときちっと向かい合うことも大事です。

コロナが5類に移行したあとも、インフルエンザ、溶連菌感染症、手足口病など感染症は続いています。特に梅毒は、とんでもなく増えています。妊婦の感染も増え、次の世代まで影響します。感染症の時代は終わってないということです。今までやっていたものを、見直しすることが必要になってきます。集団活動の特性によって予防活動、保健師活動の再開の仕方が変わってきます。

コロナをきっかけに、始めて連携した職種や住民がいると思います。この繋がりを次の保健師活動につなげていくことも1つです。一番は、家庭訪問の良さをもう一度見直すということです。コロナでは目に見えない家庭環境も含めて、電話で指導していました。やはり電話しながら思っていたのは、直接会いたい、家庭訪問したいという声です。

その一方で、家庭訪問しなくても、電話やメールで十分な情報をとれるという雰囲気があります。スマホを介して会話すれば顔は見えるし、安全ですが、家庭訪問して初めてその家庭を知る、地域の空気を吸ってわかることがあります。リモートで見えるのは画面の範囲です。現場に行って、今の生活の課題を見た上で、何が必要かを考えていくことができます。保健師活動の原点は、現場で考えることです。

5．保健師らしい職場づくり

保健師は、比較的定着率の高い職種と言われています。そのため「お互い様」の働き方を特徴としてきました。

新人保健師は学生時代も、保健師就職後も、コロナ下での、保健師活動が当たり前になっています。保健師本来の現場に出て住民に会い、家庭を訪問し顔を覚えてもらい、関係機関や連携職種と繋がり、相手の近場にいることが必要です。画面を介してだけの繋がりでなく、同じ空気を吸う。その大切さを、もう一度、新人や迷い始めた中堅以上の保健師に説明し、保健師活動の

再構築と、保健の働きやすい職場づくりをしていく機会です。

お昼を食べながらでもいいので、それぞれの職場で何を変えていくか、可能性が高いものから手がけて、一つでも掴み取る達成感が、次に繋がって行きます。上司が事務職で、保健師について理解してなかったら、定例の人事異動で交代するかどうかわかりませんが、保健師の声を、人事課なり上司なり組合なりどこでもいいですが、出さない限りは動かないものです。

また、住民向けのわかりやすい広報、ホームページを作る作業に保健師として入り込んで、保健師の考えを入れていかない限り、コロナで知名度が上がった保健師の存在が薄れてしまします。分散配置も多いので、保健師の繋がりの強化が必要です。コロナで初めて保健所や市町村の保健師と話したということも結構あったので、顔見知りになったことを大事にしていってほしいなと思います。

統括保健師が交代したところもあるし、保健師を増やした所もあるし、保健所の結束が高まったところもあれば、何となく希薄なところもあります。保健師集団の職場づくりを皆で協力していただきたいと思います。

感染症のパンデミックへの
自治体の対応と住民支援の課題
～労働組合の視点から考える～

大阪府関係職員労働組合　**小松康則**

私は公衆衛生や感染症について皆さん方のように詳しいわけでなく、保健所で働いた経験も全くありません。保健所で働く仲間の声を受け、保健所で働く保健師や職員が減らされ続ける状況を何とか変えたい、過酷な現場の実態や保健所の役割を多くの人に知らせたい、そういう思いで現場の仲間と一緒に走り続けてきました。

キャンペーンを一緒にやっている中で、ある保健師さんに「小松さんいつでも保健師になれますよ」って言われた時は、本当に嬉しくて一緒に取り組んできてよかったなと心から思いました。

1．長年にわたる公務員削減の状況

大阪府の職員数は、2006（平成10）年には1万人を超えていました。それが今では8,400人にまで減らされて、この数年、私達の取り組みもあって若干増えて8,600人になっていますが、2,000人以上が減らされています。

加えて大阪府では、維新の会の橋下徹知事が誕生して、全国的に例のないへんてこな条例まで作られています。1つは『職員基本条例』で、職員数管理目標を決め5年ごとに職員数を決めるもので、増やすことには決してならず、より減らすためにどうするか決める。そして相対評価制度。評価制度がある自治体は多いですが、大阪府は相対評価のため、毎年必ず15％の職員に「悪い」評価をつけるのです。ボーナスも下げられ昇給にも影響するペナルティがあるのです。この職員基本条例は「これからの都市間競争を勝ち抜く」とか、「新たな地域経営モデルが必要」と企業のような目標が書かれ、住民福祉とか公衆衛生の観点

は全く入っていません。

　もう1つは労使関係条例です。「管理運営事項は交渉の対象外にします」と明記されています。それまでの大阪府はどんなことでも全部組合と交渉していましたが、労働条件に関わること以外は交渉しませんというもので、「コロナで保健所の仕事を外部委託します」「入院フォローアップセンター作ります」など、一切職員の意見を聞いてもらえず、全部トップダウン、知事の思いつきで進められてきました。

　大阪府の保健所は、1994年の22保健所7支所から、2000年に7保健所を支所に格下げし、15保健所14支所にしました。職員40人を削減し、保健師業務は地区分担制から業務分担制に変えられました。2001年には各保健所の栄養士を集中化し、2004年に全ての支所が廃止をされ、職員約50人が削減されました。その後は中核市への移行もあって、今では大阪府が所管する保健所は9保健所です。

　2008年（橋下徹氏が知事になった）以降、大阪府内の保健所職員は毎年減らされ、この20年で大阪府内の保健所は、2000年に61保健所から今では3分の1以下の18か所に減っています。中核市の保健所は増えましたけれども、堺市と大阪市は1保健所にしました。2000年当時の保健所があれば、きっとこのコロナ禍でも違った結果であったのではないかと思い、本当に悔やまれます。

2．コロナ禍の大阪府の保健所・保健師の働き方

　コロナ禍の2021年4月から翌年3月の

大阪府保健所の時間外勤務時間では、1番多い4月で80時間以上が107人です。大阪府の保健所の職員数は500人位ですから、5分の1が80時間以上で、そのうち49人は100時間以上している。これは申請があった時間数ですから、朝早く行っている分とか、昼休みを取れてない分など全部を申請できないので、本当はもっとしていると思います。また保健所職員全員の時間外勤務の平均は、子どもの関係で残業できない職員やコロナ対応してない人たちも含めて、全職員平均が、2月では55.5時間になっています。平均が上限規制時間を超えています。ある保健所の6人の保健師の4～8月の時間外勤務をみると、保健師Aさんは5か月中4か月でほぼ100時間超えている。こういう状況は過労死してもおかしくない働き方です。

　2020年4月、組合事務所に現場からは本当に悲痛な声が届くようになりました。「4月で既に35連勤、時間外勤務が160時間超えました」「急変する人が後を絶たず、ベッドを確保できるまで帰れない日々が続いている。夜中にタクシーで帰って、明け方に持ち帰った携帯電話で起こされることが続いている。」「子どもが知らない間に学校に行ってなかった」「昼ご飯は毎日18時過ぎ。終電に合わせて帰るが、乗れない時はタクシーで帰る。タクシー代を余り使うなとか言われ、ダッシュで駅まで走って終電に乗る」という話も聞きました。「自分が対応してすぐ入院できず患者さんが亡くなった」という話、「気持ちの切り替えも大変だ」との声も寄せられてきました。

2021年11月の第5波後にアンケートに取り組みました。回答数249人で、保健所の職員約半分が回答をしてくれました。第5波の時、月の時間外勤務時間数の項目には、3割が80時間以上と答え、120時間以上の人もいました。睡眠時間は半数が5時間以下で2割の方が4時間以下、という状況です。体調を聞く項目では、半数以上の人は疲れが取れない、同じく半数以上の人に倦怠感があった、3分の1ぐらいの人が頭痛や集中力の低下を感じるといった回答もありました。退職を考えている人が3割あり、実際に退職をされた方、体を壊して、あるいは子どもに迷惑かけて申し訳ない気持ちで子育てのために退職された方もいました。

こうした退職者が増えた実態も踏まえ、労働組合で声を上げ、来年4月から退職した職員を再採用する制度を大阪府で作ることになりました。それ位退職した人がたくさんいました。

3．コロナ禍の保健師保健所職員増やしてキャンペーンでの気づきと学び

大阪府職労が取り組んだ『保健師保健所職員を増やすキャンペーン』ですが、①当事者は誰か、②当事者がどんな困難に直面しているか、③当事者がどうやって自分たちの資源を使って困難に立ち向かうパワーに換えていくか、の三つをポイントに組み立てました。

当事者はもちろん大阪府保健所に働く保健所職員です。保健師たちには、保健師しか知らない現場の声があるし、保健師としてのスキルもある。そして保健師同士の横

の繋がりもある。また断酒会や、福祉関係者や就労支援団体の人など住民との繋がりもある。いろんな職種を通じての繋がりもある。労働組合もある。漫画を書ける職員もいるし、人前で喋るのが得意などいろいろな特技もある。それらを使って私達は、保健師と保健所の職員が横の繋がりを生かして結びつき、住民との繋がりも生かして、現場の声を可視化することでオンライン署名で10万人の賛同を集める、そして各保健所の保健師を1人ずつ増やすことができるだろうと仮説を立てて取り組みました。

「1人ずつ増えたって何も変わらない」と私も皆も思っていました。当時、吉村知事はものすごい人気で毎日テレビに出ていましたし、「僕がコロナ対策やっています。」だったのです。そんな状況で、保健師を1人ずつでも増やせれば、これは大きな勇気や希望につながると思いました。

2020年の8月に私を含め何人かの保健師さんたちとチームを作り、ゴールは2021年の3月に大阪府の各保健所に保健所職員1人ずつを増やすことに決めました。まず2020年10月9日にオンラインのランチタイム集会をやりました。初めての試みでしたが、9つの保健所をオンラインでつなぎ、ご飯を食べ終わった後の15分か20分位で2人の保健師さんに、『なぜ保健師を続けているか』を語ってもらい、私達がやろうとしているキャンペーンを説明しました。そこに115人の保健師、保健所の職員の方が参加をしてくれました。

そこからみんなでLINEグループを作り、保健師さんの声を、LINEグループを通じてどんどん出してもらって、それを大阪府

職労のX（旧ツイッター）で発信をしました。その中で「保健所の仕事が結構知られてない。」ということがわかり、普段どんなことをしているのかを知らせるため保健師さんが漫画を書いて発信をしました。

2020年12月には署名提出のプレイベントとして、保健師さんが声を上げるのと合わせ、断酒会・社会福祉法人・関係団体の方も一緒に参加をしてもらい、なぜ保健所が大事かをその方たちの視点から話してもらいました。それをYouTubeにアップして、配信しました。

2021年の1月15日には署名を提出し、記者会見をやることになりました。当初、保健師の皆さんは記者会見には絶対出たくないと言っていたのですが、キャンペーンでみんなの声が集まってくることに励まされ、それが勇気に代わって、顔も名前も出していいという人も出てきて、一緒にやることができました。

2021年2月には署名の追加分も合わせ合計6万4044人分の署名を提出しました。10万人には少し足りなかったですが、6万4000という数が集まったのはすごいなと私も思います。このキャンペーンを支えたのは、当事者の思いや声だったと思います。

その結果、2021年3月に各保健所に保健師が1人ずつ増員になりました。ただ行政職員増えなかったので半分達成ですが、嬉しかったのは大阪府全体での職員が増員になったことです。今まで保健所で人を増やす時には、別の部署で職員を減らしていた。でも今回はよそで減らさず、大阪府全体で104人増員になった。これは大きな成果でした。

増えたことで現場の保健師さんたちは、もっと声を上げたら変わるんじゃないかという気持ちが広がって、大阪労働局への要請も一緒に取り組みました。当初、労働局の課長は、「公務員だから（いくら残業するのも）仕方ないね。」という冷たい回答でしたが、アクションしたことで労働局が大阪府に調査に入り、その影響があって翌年3月には各保健所に、さらに保健師が2人ずつ、そして行政職員も1人増えました。このときも大阪府全体で、合計133人増え、これまでずっとマイナスだった人員を、このキャンペーンを通じてプラスに転じることができました。

記者会見の様子は動画を作っていただきテレビにも流れました。今までテレビには吉村知事しか出なかったのが、現地の声がテレビや新聞でも紹介をされることになりました。

私がこのキャンペーンを通じて気づいたことがあります。

・府民の中に保健所の仕事が知られていない。だけど、公衆衛生が日常生活の根幹そのもので、自治体行政にとって最も重視されるべきものだ、いうこと。例えば土木とか水道とかの根本には公衆衛生があるのではないかと思っています。

・何よりも力があるのは現場の声で、現状を変える力になるのは当事者だからこそ発信できる声だということです。実はこのキャンペーンでX（旧ツイッター）を使う時に、『公務員バッシングで炎上』が怖かったです。しかし現場の声を率直に載せると、誰もその声にはバッシング

できない。たまにバッシングだけやっているような人もいましたが、圧倒的に励ましや連帯や共感の声だった。だから連帯ができると感じました。何よりもすごかったのは、大阪府職労のX（旧ツイッター）のフォロワーはキャンペーンをやる前は600人位だったのですが、キャンペーン終わると1万1000人まで増えたことです。フォローしてくれる人に共感が広がっていって、これまで職員削減が当たり前だったのですが、増やしていく流れに変えられたと思っています。

また、労働組合が声を出すことで勇気や希望を届けることができると感じた事例がありました。ある採用3年目の保健師さんは、コロナ禍で採用され電話が鳴り響く中に投げ込まれました。電話に出るといきなり怒鳴りつけられる。彼女は、「壊れるまで働かされる毎日が恐怖」「出勤する途中、駅のホームで線路に落ちたら出勤しなくて済むと思った。家のベランダ（8階）から飛び降りたらと思って柵に足をかけ、我に返って飛び跳ねるように家に入った。」と言いました。そんな時に労働組合の先輩に声をかけられ、署名提出に参加しました。彼女は、「つらい、しんどい」と言いたいと参加しましたが、『自分は使い捨て』と思った気持ちが少しずつ消え、1人の人間として大切にされていると感じ、今度は自分が守る側にと、今一緒に労働組合で活動してくれています。

4．今後求められる運動について

今後は、住民や医療福祉関係者と双方向の運動を、労働組合として作っていきたいと思っています。医療機関で働く人や福祉施設の人の思い、あるいは患者さんの思いを聞くと、「保健所はもっとこうしてくれ」とか、福祉施設の方も「もっと府が来てくれたらよかった」などがあります。でも私が保健所の話をすると、「そういう状況があったのですね。全然知らなかったです。保健師さんたちにきつい言葉をかけた自分を反省します。」と感想が聞かれる。お互い見えてないところで対立するのではなく、対話することが大事だなと思っていますし、それを繋げるのは労働組合だと思っています。そういう取り組みをやっていきたいと思います。

もう一つは、自治体労働者の働き方の見直しも大事だと思っています。今の法律では、公務員はいくらでも残業してもいい、災害時だから、コロナだから、やっていい。厚労省も「コロナは災害です、だからいくらでも残業しても仕方ないです」と言う。何の規制もない。ここにちゃんと規制を作っていくことが大事だなと思っています。

また、保健師や福祉職の専門性の向上育成を急ぐ必要があると思います。職員を減らすために、長い間採用を抑えてきました。だから中堅の年齢層がいない。最近になって若い人をたくさん採用したので、育てる人がいないわけです。この課題をクリアにしないといけない。今後も人を増やして、育成していくシステムを作ることが大事だと思っています。

大阪府は数を増やした保健師や職員を減らそうとしています。今既に職員を120人位減らし、万博に持っていこうとしてい

ます。そうさせない運動が大事だと思います。

5．最後に

　災害が起これば、真っ先に派遣されるのが保健所の職員です。大阪府でも1月7日から危機管理支援チーム、保健師チームが14日の日曜日から派遣され、4泊5日で交代し3月末ぐらいまでは続くと聞いています。もちろん土木の人とかも行っていますけども、そういう時に一番に出ていく役割を担っているのが保健師です。

　石川県内の保健所は1996年11保健所あったのが今減らされて5保健所、石川県内の市町村合併も能登半島ではかなり進んでいる。保健所と住民との距離がどんどん遠くなって、孤立する人たちが増えている。保健所減や市町村合併が影響しているのではないかと思います。『保健所は住民の命と健康を守って健康被害を防ぐ砦だ』ということをもっとアピールして、全国的な保健所を増やす保健所職員を増やす大運動を大阪府職労としても、精一杯やっていきたいなと思っています。

```
┌─────────────────────────────┐
│  Ⅱ　シンポジストの発言  │
└─────────────────────────────┘
```

和歌山県の新型コロナ対応の経験から

前・和歌山県福祉保健部技監
（東京医療保健大学学事顧問・特任教授）
野尻孝子

　令和2年2月13日に、和歌山県は全国で初めての院内感染の病院名を公表した上で、実質的にコロナ対策が始まった。この時の対応は「ワシントンポスト」などにも取り上げられ、『和歌山モデル』と言われました。それは、意思決定と国の基準より柔軟な幅広いPCR検査が非常に評価を得たように思います。

1．「和歌山方式」と言われた対応の経過

　2月の当初、中国等からの入国者で感染を疑うケースはいずれも検査はマイナスでした。和歌山県のような地方県ではこういう拾い方では新型コロナはわからない、もう少し柔軟な対応が必要と考え指示を出していました。しかし、2月12日に、国の基準に沿わないから検査してもらえないという情報が入ってきました。これが全国初の院内感染の確認に至る最初の情報です。

　最初の発表が病院の院内感染で、県民にとって非常に衝撃的で、誹謗中傷やデマも出回る内容です。意思決定として大事だったのは、当時の仁坂県知事が記者会見の場で、このコロナに関しては、私と野尻以外のことは信用しないようにと言ってくれたことです。全般は知事で、保健医療対策については野尻が指揮をとれと言われたことは、責任は大きかったですが、私としてはむしろ、良かったと思っております。

　院内感染の収束後、知事は、「社会経済活動をできるだけ維持しつつ感染拡大防止を図る」との大方針を掲げました。任せられた私は、感染拡大防止策として早期発見・早期隔離、感染症法の原則・原点に戻って全員入院、そして徹底した疫学調査を行うことに取り組みました。これが、「和歌山

方式」です。

　和歌山県は大きな半島で、山間僻地と和歌山市のようないわゆる中心部を抱えております。県内8保健所1支所の保健所のネットワークで情報の集約をして、それを県庁が分析し、情報発信を適宜やっていこうという方策を取りました。「データ分析が非常に大事」ということは保健所長の経験から思っており、それを情報発信することが重要だと考えたのです。

　対応の流れは、感染予防を図る、早期発見・早期診断、早期介入・早期隔離、治療、健康観察、調査分析をしながら評価をして、対策に活用しようと考ました。

　令和2年の5月には県内の主要中核8病院にPCR装置などを全額県費で整備しました。CTが非常に有用なので、すでに整備していた遠隔救急支援システムを活用しました。感染者が増えるとHER-SYSだけではなく、マイHER-SYSとか医師会とのマッチングによる健康観察等も行いました。

　5病院で抗体検査をして感染状況をその都度把握し、後遺症の調査なども令和2年9月には実施をしました。そしてワクチン効果等も調べて皆様に提供しました。

　和歌山方式を代表するのは全員入院です。オール和歌山で入院できる体制を作りました。当初は自治体病院、感染症指定医療機関、結核指定医療機関で、その後、民間の病院も6病院参加いただき23病院、最大638床で、人口当たりでは全国で最も多かったと思います。和歌山県は大きな半島で、和歌山市に全県の人口の約4割、感染者数も4割でした。この和歌山市の感染者をどこに入院させるかが非常に大きな問題で、県庁（私）が一元的に入院先を決定し、車で3時間位の新宮に入院させたり、透析の患者さんを紀南の病院に、時間外は紀北の病院にお世話になったりと、オール和歌山の体制で取り組みました。

　第6波の初めまで全員入院ができたのは、まず、保健所を中心として感染拡大防止を図ったこと、そして和歌山市も含めまして県庁に感染者の情報を集約したことによります。中立的な立場で私が入院先を決定して直接入院要請を行ったからこそ情報集約ができました。記者会見も一元化して県庁で行いました。

　医療機関とは当初は対面の会議等もしましたが、途中からは電話1本で迅速に病床を確保してもらいました。県庁では病床を視覚化して、一目で重症者や退院予定者がどこにいるのかを見られるようにし、私がどこにいても入院調整できる状況を作っていました。

　全員入院の結果、年齢調整の死亡率は、都市部と比べ低く抑えられ、人口10万人当たりの死亡率も、和歌山県は第1波から5波までは少なかったです。高齢者の死亡者数は多くなりましたが、施設内感染は少なく抑えられました。

　それに寄与したのはデータ分析です。担当職員を決め、例えば、他者に感染させたタイミングも調査から分析し、それを保健所・医療機関、随時県民の皆様にも知らせました。入院先から毎日全入院の感染患者の情報を県庁に集約しました．コロナは発症前にかなり他者に感染させること、無症状でも2割が肺炎を併発することもわか

り、医療機関の先生方にも納得してもらいました。高齢で基礎疾患の合併が多くなると致死率も高くなることも、情報発信しました。

2．和歌山県の保健所体制

私は平成3年に保健所に入りましたが、和歌山県は7つの保健医療圏に8つの保健所と1支所の体制を維持してきました。いつ災害や健康危機管理の事象が来るかわからない、保健所は絶対必要だと訴え、知事と直談判したこともありました。コロナ対応を振り返ると、保健所の感染拡大防止対策の整備が重要で、そのことを県庁のトップに理解をしていただいてよかったと思います。

保健師の数は和歌山市71人、和歌山県73人。人口91万人で、その約4割が和歌山市です。市町村は30市町村、面積は4,725キロ㎡なのでとにかく広く、地域性もかなり違う。だから地域に、入院できる病院もあれば、保健所もあるというのは非常に重要であったと思います。

新型コロナの感染予防対策には保健所の体制強化が重要と考え、令和2年度に全市町村と県とが協定を結んで、管轄の保健所に支援に行く体制を整えましたし、看護協会が支援する体制も令和2年の第2波の時には確立をしました。和歌山市でも「市が採用」でなく、県庁の職員も、看護協会からも看護師さん等を派遣しました。

保健所は苦情対応もあるので、24時間体制で県庁にコールセンターを整備しました。第6波では感染者が増え保健所の業務がHER-SYSの入力や療養証明で非常に手を取られるという情報があったので、第7波からHER-SYSの入力と療養証明書の発行は保健所業務支援センターに委託しました。自宅療養者の健康観察は医師会に委託しました。

積極的疫学調査では、若い人が多く利用する飲食店でクラスターが出て、保健所が7日間で5次感染者まで突き止め、全員入院による封じ込め、感染拡大防止が図れた例もありました。高齢者の方が好きなカラオケで、同時期に3つのクラスターが発生しました。保健師の調査の結果とウイルスの遺伝子解析で同じクラスターであることがわかりました。

役割分担と連携が大事で、柔軟な対応は県だからこそできる、そしてデータに基づき対応したということが、保健所、そして医療機関からの信頼を得られたと思っています。

3．対応の課題

課題もありました。感染者が急増したときに3次救急医療機関に救急が集中して大混乱になったこともありました。院内感染・施設内感染の対応も非常に苦慮しました。高齢者施設、特にサ高住（サービス付き高齢者住宅）の感染には非常に苦労しました。また、高齢者の搬送の問題や、ACP（アドバンス・ケア・プランニング＝終末期の医療についてどこまでするのかを事前に話し合っておく）医療について病院から求められ、人工呼吸まではできないと言われたこともありました。そして人的な体制、保健所長の確保です。今、定年延長している所長が2人もいて課題です。

対策のキーワードは、公と個のマネジメントと役割分担と連携です。県の対策のマネジメント、それぞれの部署のマネジメント、個別の患者さんへのマネジメント、それから関係機関間の役割分担と連携で、非常に重要だったと思っています。ある所長は「1人の患者さんを入院させたいが、医療機関の医師から基礎疾患をちゃんと治療しないといけないと言われ、ひるんだ。」と話されましたが、私は「今何が大事かをもう一度考えてください。基礎疾患まで治療するのではなく、コロナをまず安定化させることが大事だ。」と言いました。個に捕らわれすぎずに全体を見る目が大事ではないかと思います。

保健師さんに関しましては、市町村の保健師は感染症に苦手意識が働いているようでした。保健所の感染症の担当の保健師は、市町村の保健師さんと一緒に研修会を実施してくれて良かったと思います。保健所もベテラン保健師と新人保健師で、中堅職員が空洞化しており、いわゆる新人保健師を教育するような体制が不足している問題が出てきているなと思います。

それから市町村の保健師は、業務がどんどん降りてきて多忙になりすぎて、地域に出向くのが困難になっています。いわゆるハイリスク者対応の関わりが優先されて、ポピュレーションアプローチができないこと、人材確保の補助金はあるのだが、地方や小規模の市町村では人員が確保できない、専門職がない。すごく危惧しております。

Ⅲ　指定発言

杉並区の新型コロナウイルス感染症対策の経緯

（東京都杉並区荻窪保健センター）
三浦いづみ

感染症対策をする保健予防課がある保健所の建物の中にある保健センターにいます。自分は感染症を担当した保健予防課の応援業務をしていないのですが、状況を把握して労働組合の役員なので組合に報告したり、組合の関係する団体の広報誌に毎月コラムを最近まで連載していました。ただし杉並区は、まだ公式のコロナ対策のまとめを公表していないので、話すことは三浦個人の報告です。

感染者の発生状況や基本的な対策は、国や都からの指示にもとづいてやっており、杉並区も特に変わりはありません。しかし、最初の緊急事態宣言が出された2020年の4月中旬には保健所長でなく区長が、「杉並区は独自にお金を出して区内に入院病床を確保します」等の特別対策を発表し、それからのコロナ対策は、区長の号令で進められたように思います。同じ4月20日頃からは専門職（殆ど看護師の方）の派遣をする会社と委託契約して徐々に人数を増やして、相談センターで電話対応をしてもらい対応することになりました。それでも話し中となるため、保健センターの番号にかけてくる区民の方もたくさんいました。乳児健診に来られない区民の人へ電話番号がわからなかったので訪問に行ってお話をし

たところ、保健センターに電話したが通じなかったと言われたこともありました。ちょうどコロナの電話が保健センターに集中した時期でした。

区長が目玉にした対策は他に、PCR検査専用バスの購入、区立の衛生試験所に新型コロナウイルスのPCR検査機器の設置などで、ワクチン接種では公園の中に、専用のプレハブ施設を立て接種を実施などがあります。区長の号令で区の保健師にも接種を担わせるため、殆どの保健師が研修を受講させられましたが、感染者数が激増すると予防接種を保健師がする余裕はなく、殆どしないで終わりました。

5類移行後の現在の状況です。今、保健センターは若い保健師がたくさん配置されています。杉並区は2020年の第1波が始まった4月に、児童虐待を専門にする保健師を保健センターに配置することを決め、8名増員（全員新規採用）しました。ただし、それから丸3年はコロナ優先だったので、保健センターでの現場研修は中途半端になってしまいました。また最近入ってきた保健師は学生の時保健所実習していません。採用して8か月経ってますが、まだ1人で訪問に行けない。住民の方とどうコミュニケーションをとったらいいかわからない新人もいます。杉並区は100人以上の保健師がいるのですが、保健センター以外の部署は配置数が少ないため、新人は保健センターにまず配置する、というルールとなっており、定年に近い係長と5年目以下の保健師ばかりで、中堅期の保健師がいないため、若い人の指導が十分やりきれないということが今一番の問題だと思っています。

IV　フロアからの質疑

Q：コロナの最初の頃に、感染が分かって引越しを余儀なくされた人がいると聞いている。その人のフォローは、どうなっているのか。

A：野尻先生

引越された例があることは聞いていますが、残念ながらフォローできていません。デマを広げないためには、情報をきっちり伝えるということが大事です。住民から、専門職の医師が前面に立って会見をして呼びかけたことがすごく安心に繋がったと言われました。

Q：学生の教育で、コロナを通して保健師の仕事のやりがいは伝えやすいが、過酷な労働条件も覚悟して、とかは言えない。新人の育成をするときにどうに伝えていったらいいか。

A：高鳥毛先生

保健師の仕事はやりがいのある仕事の筈です。でも昔と違って、市町村に次々事業が降りて、仕事が慣れた頃に異動してまた慣れないところで何していいかわからない。外にも出れず、いつも事務仕事をさせられてるという話を聞くことがあります。今の市町村保健師の形になったことで、保健師さんを癒してくれる何か空間がなくなったという点が一番大きいと思います。

保健師自身が意識してなくても、社会的に認識されていて、いろんな仕事を下ろされ任されているというのは、他の職種からするととてもうらやましい。メタボ対策にしても、介護予防にしても、虐待にしても何でもかんでも保健師に下ろされている。それに対して必要な人員が整えられているのかという点では、保健師がやっている仕事を社会や自治体が認知するという点で、相当大きな問題があると思います。

大阪府で行う公衆衛生の研修は、府が予算を減らすので、やるたび参加する人が少なくなっています。保健関係者によると、知事が研修は業務と見なさず休みを取って行く位置づけになったからで、市町村の保健師も研修や学会に行くことが全部業務外となる状況です。就職しても上司から教えてもらったり、他の自治体に入った保健師と交流したりする機会がなく、孤立感が深まっているのは問題です、

あと1つは保健所長がどこまで保健師の仕事を代弁してあげられるか。野尻先生の話を聞き、保健所は公衆衛生の母体、子どもを産む子宮みたいな役割で、保健所が医師や保健師を育てるだけではなく、いろいろな人材育成や、市町村や都道府県という自治体を育てるという、大きな役割を果たしてきたことを改めて確認しました。公衆衛生の専門家として保健師を見守ってくれる保健所長をどう確保していくのかも重要な課題かなと思いました。

A：波川先生

学生は実習に行った時に、関係がつきやすい対象者を選んでもらい、5時になったら帰りなさいと言われる。でも保健師さんたちが残ってやっているのを見ているんです。看護師の場合だと奨学金のお礼奉公があるので、嫌でも看護師になるが、保健師は選んでそこに行く訳です。それで実習の時とはずいぶん違う、こんな人が世の中にいるのかというところに訪問した、こんなふうにクレームがあるのを聞いた、大変な仕事を選んでしまったなどと言う卒業生からの声は聞きます。しかし意外と辞めてないです。周りに励ましてくれるとか、相談してくれる、聞いてくれる人がいたというのが一番大きい。ちょっとした先輩がいれば何とか続けられた。3年を越すと、もう辞めたいとあまり言わなくなると思います。

第56回全国保健師活動研究集会報告
実践講座1-①　乳幼児のからだの発達講座

母と子の相互の育ちあいと
保健師の役割

聖ヨゼフ医療福祉センター　**廣田陽代**

参加者　70名
司会　坂口淑子（和歌山県橋本市）
　　　勇上清子（大阪府吹田市）
記録　藤原清子（大阪府企業）

【講演内容】

正常運動発達を学ぶことの異議

　人は姿勢運動を通して自己を表現している。乳児期の運動発達と知的発達は、密接な関係がある。姿勢運動は、内蔵機能とも関係する。

　姿勢運動を理解することによって、その子の気持ちがわかり、正常運動発達を知ることによって、その子の姿勢運動発達に課題がある時の介入の仕方がわかる。

　発達障害と姿勢運動発達の関係は、乳児期にそりや向き癖などの左右差を認めていた場合が多く、姿勢反応で体幹の支持の非対象を認めることが多い。

乳幼児の発達診察の内容

①仰臥位姿勢　②腹臥位姿勢　③自発運動
④姿勢反応　⑤原始反射

⑥社会性、コミュニケーション

　姿勢運動発達をみるときの注意点は、調和であり、調和のとれた姿勢運動発達とは、
①正中位、姿勢運動の左右差
②仰臥位での上肢の発達と下肢の発達
③仰臥位発達と腹臥位発達
④運動発達段階と知的発達段階
⑤寝返り、四つ這い、坐位等の中身

乳幼児健診で心がけること

・問題点を指摘するだけにしない
・たくさんの良い点に言及する
・より調和のとれた発達をとげるために何が出来るか、具体的に提案する
・親を追い詰めない
・上から目線の「指導」ではなく「理解」と「支援」となるようにする

乳児に対する育児体操の具体的方法の指導

　姿勢運動の左右差、そり、低緊張などを認める場合、迅速な専門的診断や治療を要するケースもあるが、育児体操によって、かなり改善するような場合もある。

　母親に子どもについての不安や心配があ

PHNブックレット24　83

る場合、育児体操が子どもとしっかり関わったり安心感を高めたりするきっかけとなる場合がある。

　単に経過フォローするのではなく、しておくとよいという内容を具体的に母親に提示できることは大切。

育児体操の対象

a　向き癖等の非対称性
b　そり（過緊張でも低緊張でもそる）
c　低緊張　d 発達の遅れ
e　気になる症状のある児（ミルクを吐きやすい、ゼーゼーしやすい、便秘しやすい、食べ物の噛み方が少ない）

　乳児期に出来る育児体操は、
①仰臥位体操　②腹臥位体操
③ねがえり体操　④手支持体操
⑤腹臥位回転

四つ這いの重要性

・交互性を身につける＝歩行のパターン
・四つ這いが出来ると、座位、つかまり立ちが安定する
・手先への圧刺激→手先の機能が発達
・顎への荷重→咀嚼の発達、口腔機能が発達→構音の発達

・支持が向上して、呼吸機能が発達
・距離感、遠近感、立体感、ボディイメージを学ぶ
・自己実現、達成感を味わうことが出来る
・いざり這い児その他で、四つ這いの少なかった児では、歩き始めてから四つ這い遊びをしてもよい

姿勢運動発達と口腔嚥下機能の関連（1）

　手なめやおもちゃをなめることで、口唇をとじやすくなったり、舌をうごかしやすくなったりする

　おもちゃを見やすく、おもちゃにリーチして遊びやすいほど、手づかみで食べやすい

　正中位がとれ、頚のそりがない方が、嚥下しやすい

姿勢運動発達と口腔嚥下機能の関連（2）

　腹臥位での支持機能の発達とともに、腹筋、胸筋だけでなく、顔面筋や頚部前方の筋も発達する

　腹臥位や手支持が発達するほど、手づかみ食べやスプーン等の扱いが上手になる

　摂食機能には、見ること、音を聞くこと、匂いを嗅ぐことも含まれる

第 56 回全国保健師活動研究集会報告

実践講座 1-②　母子保健事業の実態と、こども家庭センターなどへの移管問題の今後は

保健師の活動や専門性を考える

東京・墨田区　**梅原和恵**

担当：山本昌江（長野・阿智村）
　　　西本美公子（高知・須崎市）

1．講座のねらい

2023 年 6 月の児童福祉法等の改正により、2024 年 4 月から「こども家庭センター」（以下、センター）の設置が努力義務化された。子育て世代包括支援センターの設置をすすめてきた最中の新たな組織替えに、多くの自治体は混乱している。母子保健が児童福祉に吸収されてしまうのではないか、という不安の声も上がっている。

自治体に働く保健師として今回の改正をどう受け止め、新しい組織の中でどのように「母子保健」を展開させていく必要があるのか、保健師の役割と公衆衛生としての母子保健のあり方を考える。

2．講義

（1）はじめに

母子保健、地域包括を経て、現在の児童福祉の職場で保健師の仕事をみてきた中で感じていることも踏まえながら話をした

い。墨田区もセンター設置をすすめているが、詳細が決まったわけではない中での報告であることを承知いただきたい。また、本日の内容は、こども家庭庁のホームページにも詳しく説明されているので参照して欲しい。

児童福祉の職員は、保健師がどういう仕事をしているのか、ほとんど知らないということを、福祉で働いてみて実感した。多職種連携と言われる中、センターの保健師はどういう役割が期待されているのかを考えたいと思う。保健師は幅広い活動ができるので、その可能性に気づいて欲しい。福祉に飲み込まれることなく母子保健を行っていくことが重要である。

児童相談所における保健師の必要性が強化されたことにより、保健師活用ガイドが作成された。そこには福祉分野における保健師の役割が明記されている。母子保健活動は妊娠期から学童期まで法に基づいて行われ、最近はプレコンセプションケアの考え方も出てきている。

（2）母子保健と児童福祉の変遷

母子保健や児童福祉の変わり目には、

様々な事件や事故がきっかけになっていることも多い。国は少子化対策を一番の課題と考えている。いかに生まれた子どもを死亡させないかは、最も重要な課題である。

母子保健の歴史は昭和22年の児童福祉法の制定から始まる。戦争孤児の救済からはじまったものであり、母子手帳の交付から健診までも児童福祉法で定められていた。昭和40年に乳幼児死亡・周産期死亡の防止を目的に、母子保健法が制定される。平成12年虐待防止の法律が議員立法で制定される。平成16年に児童福祉法と虐待防止に関する法律の改正で、それまで虐待対応は児童相談所で扱っていたものが、市町村に窓口を拡大することになった。それに基づき要保護児童対策協議会（以下、要対協）の設置が義務化され、児童福祉司の任用が保健師にも拡大された。平成19年の児童福祉法改正では、児童相談所の権限強化がすすんだが、その背景として、死亡事例の検証がすすんだことが大きい。平成21年には母子保健法で健やか親子21の策定が求められ、さらに児童福祉法も改正され、乳幼児の全戸訪問がはじまる。要対協の養育支援訪問や地域における「ひろば事業」も開始となる。平成24年子ども子育て支援法が成立し、子ども子育て支援計画を各自治体が策定することになる。様々な事業も拡大された。

平成28年の母子保健法の改正では、母子保健の役割として虐待の発生予防が明記され、母子保健は虐待の早期発見早期対応に資することになる。子育て包括支援センターの法制化、産後ケアや産前サポート、産後健診なども開始となり、乳幼児健診の

未受診者把握も明記された。さらに児童相談所の強化として弁護士の配置や医師と教育関係者との情報共有が明記され、特別区や中核市は児童相談所を設置できるようになった。児童福祉の強化策として子ども家庭総合支援拠点の整備も始まった。

平成30年に目黒区の5歳児の虐待死から児童福祉の虐待対応強化プランが示され、拠点作りの推進がうたわれた。翌年野田市10歳児の虐待死を受けさらに強化される。その後札幌の2歳児の死亡からさらなる強化対策が打ち出される。母子保健においても産後ケアを努力義務化し、出産直後の虐待防止が強化された。

令和6年4月の施行でセンター設置が努力義務化された。ただ人材不足から新たな資格制度も現在検討されている。母子保健法には、子育て包括支援センターがセンターに変わること、支援計画をしっかり立てることなどが明記された。保育園在籍児の死亡も発生したことから、保育所からの情報提供を密にすることや、児童虐待の進行管理に乗っている家庭については、管理の強化の通達もあった。

このように様々な体制強化を行ってきたにも関わらず、母子保健部門と福祉部門の連携だけでは虐待死が減らない状況にあるため、国は連携ではなく、一体的に支援して虐待死を未然に防止することを打ち出したのが今回のセンター設置である。

（3）児童虐待の統計から見えるもの

令和5年の児童虐待の統計データによると、死亡事例の約半数が0歳児であり、主な加害者（虐待者）は実母が半数以上であ

る。統計を取り始めた平成2年から令和3年の総数は、20万件を超えている。半数が0歳児であり、0歳児の半数が0日の死亡である。昨年出された「こども虐待による死亡事例等の検証結果等報告について（第19次報告）」の分析によれば、予期せぬ妊娠が32％で、実母の心理的・精神的問題等については、育児不安や、養育能力の低さがある。養育能力の低さの中には一定数精神的なリスク（精神疾患等）疾患を抱えている人がいるとのことである。また関係機関の関与があったが22％もあることも見逃せない。中には母子手帳の交付もなく、孤立の中で妊娠出産を迎えたケースもある。0歳0日で死亡したうち20％がひとり親、ひとり親で同居者ありが50％であった。年齢が上がるとこどもの発達の遅れなどさまざまな要因が出てくるが、0歳0日は支援者がいないことが大きな要因になっている。ひとり親の34％は地域社会との接点がない。また、なぜ泣き止まないのかが分からないという理由も一定程度あった。赤ちゃんはミルクを飲んで寝ているだけだと思っていた母親もいた。

　これらの提言から、早期発見が何より大事であること、今までは起こったときの早期対応が重視されていたが、今後は発生予防と早期支援が重要になってくる。特に妊娠期からの強化は重要となっている。死亡事例の検証報告は、保健師に期待されていることを知る上で大変参考になる。

（4）こども家庭センターについて

　センター設置は児童虐待の未然防止の視点から求められており、設置を検討してきたこども家庭庁こども家庭審議会児童虐待防止対策部会の委員は、福祉や医療の関係者がほとんどであり、保健部門の有識者はほとんどいない。現在センター設置のガイドラインのパブリックコメントがなされている。センターは、センター長、統括支援員の下に、母子保健と児童福祉があるが、同じ建物や同じ課にする必要はないとも言っている。ただ、指揮命令系統は統一しなければならない。統括支援員は母子保健と児童福祉を十分理解していることとなっている。ほとんどの自治体では保健師を当てると思うが、国の通知には保健師とは書いていない。対象者についても自治体の判断となっている。国は大枠を示すのみで、具体的には各自治体に任されている。

　現在も母子保健の中で虐待予防は取り組まれていると思う。墨田区は年間2,200人の出生があるが、すべての人に同じように支援するのは困難であるため、優先順位が必要となる。19次の検証報告によれば、ひとり親や支援者がいない親、経済的困窮者、精神疾患等をまず対象にするのがいいと思う。妊娠届時のハイリスクチェックも参考にしながら支援していると思うが、チェックがつかない人、何も心配はないと言う人に対して、みなさんはどのように対応しているだろうか。チェックリストのハイリスク者のみを対象にしていいのか、検討する必要もあると思う。こぼれない支援、キャッチやつなぎのありかたを、今までの母子保健活動を振り返る中で考える必要があるのではないか。ニーズがある人のみの対応では不十分ではないか、そういう視点で振り返ることも必要だと思う。

母子保健と児童福祉がうまくつながっていなかったことによる、こぼれた虐待が起こっている。そういう中で今さらではあるが、国は一体的な体制で取り組むことをすすめた。すでに上手く連携が取れて、こぼれなく虐待予防ができている自治体は、それがすでにこども家庭センターにおける一体的な支援の機能である。新しいものを作るという発想ではなく、求められている機能を既存の取り組みを土台に構築すればいいと思う。国はセンターの設置を契機に虐待の未然防止や早期介入、多職種による伴走支援をすすめようとしているが、元々保健師は様々な場面で親と出会う工夫をしながら、保健師としての見立てを持って複雑な背景の親に多職種連携をコーディネートしながら介入し支援してきたと思う。また、支援を求めない親についてもアセスメントをして予測を持ちながら関わってきたと思う。今さら組織を作りやらなくてもすでにやっていると思う保健師は多いと思うが、そういう保健師の動きを福祉側は分かっていないのが、今までの反省だと思う。

国も保健と福祉の連携のための人件費等の予算をつけて、サポートプランの作成や合同会議の開催等をすすめるよう指示している。補助金もかなりつくので、これをきっかけにマンパワーを確保することも検討するといいと思う。母子保健が児童福祉に取り込まれてしまうと危惧する声も聞こえるが、逆の発想も必要ではないかと考える。

（5）まとめ

保健師は、妊娠期から3歳までに親と出会う場面をたくさん持っている。会えなけ

れば未受診者訪問で会いにも行ける。また、妊娠・出産で5万円＋5万円の給付金制度など、伴走型支援についても、国の予算はかなりついている。お金で会いに行けるのは、強いツールとして活用するべきである。また住民に、保健師は誰にでも訪問に行っているという意識になってもらうことで、訪問された親が自分だけが特別という疑心にならない雰囲気をつくることが大事だと思う。特別に訪問されたという意識があると逃げられてしまうので、妊娠中から保育園に入るまでは、誰にでも何度でも訪問しており、全員が対象であるということを分かってもらうことが、予防的な介入を行う上での要だ。

また、上手な連携体制を作るには、母子保健はここまでとか、児童福祉はここまでなどというような線引きをしないことだと思う。重なって行う、のりしろ支援がこども家庭センターには求められている。

虐待の未然防止は保健師本来の活動が活かされる仕事である。福祉にはない、看護職・医療職としての見立てと予測を発揮し、適切なアセスメントをすることによって、保健師の仕事を福祉職に理解してもらうチャンスにもなる。

東京23区、特別区の一つである墨田区も4月からセンターの設置準備をはじめているが、児童福祉部門と保健所との組織の統合は特別区ということから行わず、兼務体制や、センター長、統括支援員の位置づけなどの検討などをすすめている。母子保健の保健師がいらなくなるのではないかというような声も聞くが、母子保健の役割をしっかり押さえ、福祉と連携していけば、

組織が一体となっても、別の組織であっても保健師の役割はなくなることはないと思う。

母子保健の保健師の中には、本人にニーズがない、支援者がついているという理由から、介入せず様子をみる場合がよくあるが、本当にそれでいいのだろうかと、福祉に異動して感じる。東京都の「予防的支援推進とうきょうモデル事業」に墨田区も参画する中で、アセスメントや様々な尺度を用いながら計画を立て、通常であればスルーしてしまうケースもキャッチすることができるようになった。ただ、今後も続けていくには人材が必要であるため、予防的支援事業の大事さを言い続けなければ予算もつかず継続ができない。保健と福祉が統合したから人が減らせるというのではなく、必要な人員は確保しなければならない。国のガイドラインには、その点についてもしっかり明記されているので活用して欲しい。国の方針や補助金は、上手に活用することが大事だと思う。

最後に、参考文献として、東京法規から出版されている鷲山先生著「虐待予防は母子保健から」と精神科医の松本先生著「助けてが言えない」を紹介する。SOSを出さない人に支援者は何ができるのかが書かれている。

3．質疑応答

（鹿児島市）

センター設置は、組合でも取り組んでいる課題である。上層部からは組織を一緒にしなければならないと言われているが、現場では別々の方がいいと意見が食い違っている。今まで保健は虐待対応とは違う、ということで支援してきたにも関わらず、こども家庭センターで看板が一緒になると、違うとは言えなくなってしまう。機能さえしっかり整っていれば、組織は別の方がいいと思うがどうなのか。

（梅原）

国は、センターの形態は一緒でも別々でも、各自治体の実情に合わせて判断していいと言っている。ただ指揮命令系統であるセンター長と統括支援の配置は、義務づけられている。組織的には一緒でも別々でも、また複数作ることも可能である。ホームページには図式化されたものもあるので、参考にして欲しい。

（あきる野市）

4月からこども家庭センターに母子保健を設置して運用し、東京都が推奨する研修にも参加している。現在統括支援員をだれにするかを検討しているが、役割がいまいち見えてこない。係長職の保健師を想定しているが、虐待コーディネーターとマネージャーとの兼務の可能性もあり、どのような組織体制をイメージすればいいのか。

（梅原）

統括支援の役割は具体的な明記が難しいようで、はっきり決められていない。保健と福祉の両方を理解できていて、両方の視点から見立てができ、アセスメントを導き出すのが統括支援の役割だと考えている。そうなると少なくとも主任や係長級の経験

があり、要対協の動きも分かっている人物が望ましいのではないか。支援方針を立てるファシリテーター役でもあるので、やはり保健師が適格ではないかと考えている。

4．グループワーク

《その1》

○講義の感想と各自治体の状況等について情報交換。

・母子保健のベースを作って、虐待防止に関わることが大切だと思う。

・福祉に母子保健の視点を理解できる人材を育成することが大事ではないか。

・今後、母子保健の活動がやりにくくなるのではないかと考えている保健師が多い。

・中堅がセンターなど福祉部署に異動するため、保健部門が若手だけになってしまう。

・中堅が引き抜かれるので、仕事が継承されにくい状況がある。

・母子保健の理念が曖昧なまま仕事がすすんでいくのが不安である。

・センターは教育委員会など多職種が一気に増えるので、チームを動かすにはそれぞれの分野を熟知し、能力を活かしていかなければならないので、統括支援員の役割が重要。

・経験豊富な人材が福祉などに異動すると、転職して退職してしまう。

・センターのメリットも知ることができ、保健師の役割が明確になった。

・虐待対応部署に母子保健が入った自治体からは、親が相談しにくい状況になっている。

・福祉と同じフロアーになっても、電話番号を変えるなど、親が相談しやすい工夫をしているところもある。

・他自治体のサポートプランの作成状況など知ることができた。

《その2》

○明日からできることを考えてみよう。

・つどいで学んだことを仲間に伝え、意見交換をする。

・今日の記録（復命書）を回覧する。

・事務職の上司に保健師の仕事を理解してもらう。

・とにかく、一人ひとりの親に丁寧に関わっていきたい。

・人生の全ステージを見通した母子保健の視点を大事にする。

・困難ケースの対応は、チームをつくる。

・保健師も他職種の仕事の中身を学ぶ。

・福祉と保健の役割を明確にし、一緒になるメリットを一緒に考える。

・あらためて職場で母子保健の基礎を学び合う。

・国が下ろしてくることに振り回されないように、考えながら仕事をする。

・福祉分野の職員に母子保健を分かってもらえるような資料を作る。

・親へはねぎらう支援を忘れないで活動したい。

・福祉も保健も目指すことは一緒であることを確認する。

・子どもの発達を支援することが母子保健のベースであるので、ベースを踏まえた虐待予防をしていきたい。

・統括支援員を担える人材の育成が必要。
・職員同士の話し合いを増やしていきたい。
・母子に寄り添うことが基本となるよう、福祉と母子の垣根を低くしていきたい。

5．講師からのコメント

　事務職の存在は非常に助けになる。上司への根回しや予算執行のことなど、何でも相談できる事務職は大事である。
　センターは虐待の未然防止から始まってはいるが、それは長年やってきた母子保健活動そのものであるという認識を忘れないで欲しい。最近は困難を抱えるケースが増えてきたと言われているが、元々人類は共同保育が原点であるにも関わらず、社会的な孤立が困難を生み出しているということも認識しておく必要があると思う。
　保健師は少なくとも妊娠期から就園前までは誰でも何度でも訪問するという姿勢を住民にアピールして、虐待予防が表に出ない関わりが大事だと思う。
　つどいで出会った仲間はとても大事なので、連絡先を交換して保健師もつながりをもって仕事をして欲しい。

第56回全国保健師活動研究集会報告
実践講座2　「どう治すか」から「どう生きるか」へ

生活臨床の探求
～精神疾患の"常識"への挑戦～

元都立多摩精神保健福祉センター　**伊勢田堯**

I　生活臨床の探求

1　哲学：生活臨床の哲学

（1）生活臨床の見方

　生活臨床という考え方は、群馬大学の江熊要一先生達が立ち上げ、保健師とともに作り上げてきました。今年は先生が亡くなられて50年の節目の年になります。

　この統合失調症の生活臨床が、今日まで残り、なお発展している理由が2つあります。1つは、生活臨床は崇高な目標、理念を持っているということです。江熊先生は、「生活を見ずして治療はできない」「本を見てから患者を見るな。患者を見てから本を読め」という現代であっても大事な基本を押さえました。まず患者の生活のあり方をみて、診断して治療するやり方です。

　今の治療はまず診断基準がありき。例えば10項目のうち6項目当てはまったら統合失調症だとか、躁うつ病だとか診断を付け、次にその疾患の治療方針に従って治療が始まる。皆さんもそういう仕事していませんか。

　江熊先生たちの生活臨床は、治療の二大

目標に、結婚支援と就労支援を掲げました。結婚なんてタブーの時代でした。統合失調症という病気を持ちながら、社会で仕事をして、結婚をするにはどうしたらいいか。遠大な目標、ミッションを持つんです。大きな夢を持って、支援をするんです。

（2）生活診断

　2つ目は、支援するアプローチとして、その人の「指向する課題」と「家族史的課題」に注目した点です。重度の統合失調症の患者でも幸せになりたいという思い、人生を貫く価値意識として「指向する課題」を持っています。私たち支援者は、その思いを正面から受け止め支援するのです。江熊先生にはその迫力を感じました。

　また統合失調症の患者は往々にして高すぎる目標、非現実的な、高望みの傾向があると思われています。しかし生活臨床では、その目標を大事にします。その高望みの傾向は、家族の歴史的課題を反映しているからです。

（3）「治る」「治らない」論争

　統合失調症は当初「再発を繰り返し、最

後は廃人になる病」と定義づけられていました。しかし生活臨床では、再発は予防できるものであるという哲学を持ちました。

　私たちは、つい患者さんにもできることを目標にして支援してしまいます。失敗しそうな目標を立てない、これがいいことだと考えて支援しました。その人の人生の大きな目標を忘れて、「近所から苦情が来ないようにしよう」「家族に迷惑をかけないようにしよう」とか、そちらを優先にしてしまう。生活臨床では、再発には生活上の原因があると考え、症状治療ではなくその原因の解消支援をしました。病気は治らなかったりしても、社会生活が出来ればよいと考えたのです。「医療で治す」だけではなく、「生活の中で治すんだ」ということです。こうして再発予防計画から生活支援による予後改善計画に変更して発展を期しました。

　こうした生活臨床の経験から、「精神疾患の脳と心の反応性不調モデル」を提案しています。精神疾患の偏見・スティグマから脱却し、他の身体疾患と同様に理解し、対応する疾病モデルです。精神疾患も神秘的ではなく常識的に考えることを提案しているのです。

　人は、生まれた時からある目標をもって生きている。目標が見つからなくなり、人生が行き詰まると身体のどこかが不調になる。行き詰まりを解消すると調子を取り戻す。生きる目標が大事なのです。どの疾患でも、その目標がうまくいかなくなると、反応する身体の場所がある。人によって違う。胃が反応すると胃潰瘍に、十二指腸が反応すると十二指腸潰瘍、脳が反応すると

精神疾患だったりする。脳の反応する場所によって統合失調症になったり、不安抑うつ障害になったりする。

　家族も、「精神症状があるから、薬でなんとしろ」といいます。しかしそれは、「治る」「治らない」という次元でなく、治す必要はないのです。行き詰まりが解消されると症状は生活に支障ないほど改善し、うまくすると症状も消えます。しかし、また、人生が行き詰まると再発します。そうしたら、また、行き詰まりを解消する知恵を出せばよいだけの事なのです。症状に一喜一憂することはなく、むしろ症状にこだわっていると、治りにくくなるのです。当事者・家族・支援者には、このことをよく理解して欲しいのです。

（4）人生が行き詰るから症状が出る

　生活臨床では、再発の「原因」は人生と家族運営の行き詰まりにあると考えます。人生の行き詰まりには、勉強がうまくできない、仕事に行き詰まっている、私たちはそこを支援するのです。

　生活臨床のアプローチは、行き詰り解消支援です。人生が行き詰るから精神症状が発症するのか、精神症状があるから人生が行き詰るのか、生活臨床は前者で考えます。行き詰まりが解消されると回復できます。

　本来生物は目標を持っている、価値意識は青年期ではなく、生まれた時からあると考えられるようになってきました。それがうまくいかなくなると症状が出るのです。

2　言語的コミュニケーションの限界

　再発の原因は生活から判断します。その

人の症状が出るのには訳がある。その人の本音の希望、人生の課題がうまく行くように支援する。その希望は何か、人の言葉で判断するには限界があります。言葉によってアセスメントするのではなく、行動の成功から判断するのです。言葉は氷山の一角、わずか7％と言われています。その下に、93％の思考や感情やその人の価値観・哲学が隠されているのです。

3　生活行動からの解明

（1）生活臨床の支援アプローチの変遷

　初期は生活の拡大が再発につながるとして拡大を抑制しました。しかし、「指向する課題」が達成できないことによって再発することが分かってきました。その人の「指向する課題」は何か。再発の原因となるストレスが人によって違います。試験の失敗で再発する人は、失恋しても、お金で損をして再発しません。

　指向している課題は、生活目標で人生の希望です。それは、どうも発病時の課題、発病時に抱えていた課題と関係があるとわかってきました。さらに、その課題の背景には、家族の歴史も反映されています。それが「発病時課題」と「家族史的課題」です。その人の人生の価値意識、進路、部活動など、その時点での主要な課題をどう選択したか、その行き詰まりが指向する課題に反映します。

（2）「発病時課題」と「家族史的課題」

　発病時に抱えていた生活課題を達成すると、予後がいいという研究があります。しかし、それができなくても、その後の指向する課題の達成支援は敗者復活戦みたいなものです。

　「家族史的課題」の解明には、家族の文化を把握することが必要です。支援の記録には、家系図、ジェノグラム、それには名前と職業も書く、年表も大事。両親の生活の変化の欄もあり、社会的情勢も加えます。そうすると、この人がどう生きてきたのか見えてきます。この家族の中で、この人がうまく生きる方法を考えることが大事なのです。

　家族の生活の中には、数世代にわたって受け継がれている生き方、考え方にそれを人生で実現しようとするプロセスがあります。

（3）生活特徴「色」「金」「名誉」「健康」は四つ葉のクローバー

　一人の患者にとって、一つ。それが指向する課題です。再発の原因になるが、それがうまくいくと生活が発展する。通常の支援では、再発の原因がわかったら、それを避けます。しかしそうではなく、その課題がうまくいくように支援するのが生活臨床の鉄則です。試験で失敗した人はもう試験を受けさせないのではなく、受験でうまくいけるように支援する。

　生活の諸課題は我々と同じです。異性のことに価値観を持っている人は、試験に落ちても再発しない、お金や損得にも再発しないのです。再発に関わった生活上の出来事は、その人の価値意識を直接的に表現しているのです。

　だから、再発する1週間前の生活の出来事を洗い出して手当すると、再発から立ち

直ることができます。どう解釈するのかが難しいです。結納までいって断られて引きこもってしまったケースが、断られたというプライドなのか、50万円の結納金が戻ってこないというお金なのか、結婚できないという異性なのか、順番にやってみました。嫁さん探しをしようと言ったら、むくっと起きてきました。出来事が何を意味するのかを考えることが大事です。学校や職場や家庭生活で、重要な選択に直面した時にどういう選択をしたのかによって、その人の価値意識を見るのです。

　ある患者は、長男で本家の跡取りですが、何もできない人でした。しかし、家の主導権を握っていた祖母は「跡取りは長男である患者にする」という遺言を書き残しました。そしたら、ぐっと病状が改善し、家業だけではなく青年商工会の役もこなすようになりました。

4　治療戦略
（1）作戦会議とは
　支援者は、多職種で一緒になって知恵を出す。患者の問題は、これからどういう風に生きていこうかと検討します。幸せになるための会議、どうやったら幸せに生きていけるか。ひきこもりや昼夜逆転を治すためでも、作業所へ通所させるための対策会議でもないのです。

Ⅱ　治療技法

（1）すべては関係づくりから
　どんな治療法も、尊敬の念をもって接することが大事です。自分たちの価値観、一般常識で判断しないことです。困難事例への働きかけの工夫としては、問題をどうしようというのではなく、一目置く態度・敬意をもって対応することです。

（2）妄想の世界に入り込む支援
　妄想の世界に入り込む。妄想は否定しない、肯定する立場で接します。妄想を否定しているうちは、薬なんて増やしても変わりません。

　「それはけしからん」と一緒になって怒る。「隣のヤクザに仕返ししたい」という人には、「仕返しより幸せな姿を見せつけてやりましょう」「一人で戦わないでください。われわれも応援しますから」と伝えましょう。「証拠もないし妄想だからやめましょう」ではなく、「相手を殺してしまったら、こちらがきちがい扱いされる、被害者なのに加害者になってしまう。自重しましょう。」という働きかけの言葉で行動化は抑制されます。

　しかし、それがうまく行って妄想が沈静しても油断しないことです。指向する課題の達成が壁に当たると再発するからです。

（3）現実の生活における治療技法
　通訳療法：統合失調症や認知症の方で家族や近隣の人に大声を出したり危害を加えようとしたりする人がいます。父親と娘がちょっとしたことけんかになって対話にならない家族には、「お父さん（お嬢さん）はお嬢さん（お父さん）のことを心配しているからあんなことを言っているのです。」と、それぞれが本当は持っている気持ちを通訳して伝える。極端な言動の背景にある

本来の気持ちを理解して伝えることを繰り返すのです。

留守電療法：定期的な接触も大事です。空いている時間に電話するではなく、定期的なメッセージを留守電に残す。定期的が大切。みんなが心配しているという励ましです。「あの電話は本当に助かりました」とお礼を言われることがあります。レジリエンス（復元力、精神の免疫力）を活性化させる支援です。

つぶやき療法：説得調じゃなくて、示唆します。「私だったらこうするんだけどねぇ」とつぶやきます。具体的、断定的ではなく、「私から見たら、お母さんもつらいんじゃないかな」など、視点の変換を促します。

3　事例紹介
「不登校からひきこもり状態を続けた50代男性への関わり」

足立区　高橋亜佐人

Ａさん、50代の男性。小学校高学年から不登校、引きこもりです。両親と妹と生活してきたが、荷物が増えたため母と妹3人で伯母のアパートに転居してきました。

父は80代。地元出身で、10人兄弟の末っ子。高校を卒業後、80代まで金融関係に勤務していたということです。退職金はすべてギャンブルで浪費したと話していました。父はＡさんの自立のためにＡさんの言動に対して注意が多く、Ａさんにとっては恐い存在でした。8年前に腰部骨折や鼠径ヘルニアで入院。現在は脳内出血の経過観察のため通院中、要介護2です。

母は、7年前にアルツハイマー型認知症と診断され、現在は特別養護老人ホームに入所。親が教師で、転校を繰り返していたそうです。いじめられた経験があったけども、負けてられないと我慢して登校していたと話していました。

妹は40代。20歳頃精神科を受診、現在はうつ病で通院中。小学生の時にＡさんに叩かれてから、男性への抵抗感を持つようになってしまい、小学校から怠学傾向、中学から不登校。夜間定時制高校への進学。卒業後、自宅に引きこもりがち。母親の愛着が強く、母親の介護に義務感をもっています。

伯母は80代で、母親のすぐ上の姉で、結婚歴はなし。頑固な性格。要介護4認知症の可能性もあります。収入は年金月25万円。アパート代や生活費を負担、更にＡさんに毎日3000円お小遣いを渡していました。ヘルパーを1日3回、訪問診療や訪問看護を利用して生活していました。

母親や伯母については地域包括センターが中心となって支援、一方保健センターはＡさんとはすぐに関われないため、まず妹へ支援を始めました。その後、母が入院したため、妹が伯母と兄の介護を抱えることになります。まずは自宅に居る時間を少なくする目的で、地域活動支援センターの見学を提案しましたがキャンセル。さらに男性が苦手という理由で担当保健師を変えて欲しいと訴えがありました。無理に関係を築こうとしても逆効果かと思ったので、連絡を待つ形に切り替えました。

2ヶ月後、主治医から勧められたと突然保健センターに来所しました。それで、再度地域活動支援センターに行ってみようか

と提案したところ、利用へと繋がりました。今まで私自身の「なんとかしないと」と地域活動センターに絶対に行かせたいという思いが強かったので、顔に出ていたのかもしれません。

その後月に2回ぐらい利用していましたが、家で過ごす時間がストレスで寝たきりに近い状態と話を聞き、家を出る支援をして、Ａさんにも納得してもらいました。

さらにその後伯母が他界したことで、Ａさんの住まいの問題が出てきました。物が溢れているが捨てたくない。アパートに住み続けたいけど、家賃を支払うことができないと、Ａさんはとても混乱してきました。父のアパートに同居することになりましたが、支援者は協力して荷物整理をし2ｔトラック2台のゴミを廃棄しました。この出来事は、Ａさんが支援者をより信頼する出来事にもなってきました。その結果、「あなたたちが一緒にいてくれるなら、行ってもいいよ」と言ってくれ、保健センターの精神保健相談の利用、さらにクリニックへつなぐことができました。通院開始当初はＡさんの自宅から毎回受診同行していましたが、「次は駅で待ち合わせ」、「次は医療機関の前で待ち合わせ」、と段階を踏んで最終的に一人で受診できるようになるまで、一年以上かかりました。アスペルガーの自閉症スペクトラム障害でした。その後、短期宿泊所を経て、グループホームに入居しました。

事例を通して、Ａさんだけでなく、家族それぞれの問題があるため、家族単位で関わりを考えました。Ａさんの生育歴や家族史を情報収集しました。自分よりも年上の

50代の方には丁寧な態度で臨み、言葉遣いにも気を付けるようにしました。

地域生活を支えるために、多くの関係機関で情報共有し役割分担を決め、ネットワークを築く機会となり、他の事例でも気軽にやり取りできる関係となりました。

保健師として、このケースを通して、この方が50歳まで地域の中で埋もれていたということで、心の健康に関しての知識の普及や相談窓口の周知など普及啓発の必要性を感じました。さらに、学校の先生方との思春期ネットワーク会議などを通して、保健センターと学校との連携の必要性を感じました

最後に、職場内では、ケースの状況を知ってもらうために、できる限り上司には報告をして助言を頂くようしてきました。また、様々な職種の方と振り返りのカンファレンスを行いながら、継続してこの事例に関わることができ、とても勉強になりました。

講師より

高橋さんのすごいところは自分たちではなくて、上司も巻き込んでいるところ。職場の理解を得ながらやることが大事だと思います。自分の周りの支援体制をつくる、そういうのも必要です。関係機関が多くなると、保健師は旗を振る役割になってしまう。私たちの仕事は縦割りなので、例えば家賃滞納はここでとか、家族の支援は誰とか、グループホームに行く、アパート生活をする、ゴミ屋敷をどう解決するかという、割り振りになってしまいます。大事なところは、その人がどういう人生を過ごしたいかということを知ること、知ろうとするこ

とが大事なんです。妹さんにしても、グループホームにしてもアパート生活にしても、これからどういう目標をもって生きていったらよいのか知恵を出し合うことです。そういう関係性を構築するために定期的な接触、時に引いてもいいですよね。

大事なことは、Ａさんにしても、お父さんにしても、伯母さんにしても、どういう生活がしたいかを聞いて、それが実現するために、地域活動センターへ行く、もしくは、福祉サービスを超えた一般の人が行くところでもいい。

本来は一般の社会で生きていけるような支援。自分でも封印してしまっているこう生きたいなという気持ちがあるはずですから、そこに向かっての働きかけをずっとしていく。こういうことが大事かなと思います。

こんな複雑な問題によく対応されたと思います。本当にありがとうございました。

4　講義

Ⅰ　生活臨床の実践例
～統合失調症以外の疾患へのアプローチ～

1　うつ病の定義

うつ状態というのは、心と身体の疲労状態であるという仮説です。身体が壊れたわけでなくて疲れた状態です。残業が多くてとか引っ越しとか、疲れ果てると不眠につながる。不眠と過労が悪循環になって、心と身体の極度に疲労した状態がうつ状態。躁状態による過活動の疲労を解消しようとうつになる。つまり、うつ状態は過活動のつけに当たるのでうつ症状を良くしようとするのはだめです。頑張りすぎた分をうつ状態でつけを払っているのです。

躁うつ病とうつ病を区別しなくてはいけない理由はないと思います。過活動を抑えられれば、結果としてうつ状態も軽くなります。こういう原理です。

自然の経過では、およそ２～３年掛かった過活動によるうつ状態は２～３年で改善します。１～２カ月の過労なら、１～２カ月で何とかなります。ただし、うつ状態を早く治したい人はもっと沈んでください。

症状改善と再発予防のためにエネルギーの家計簿を考案しました。生活に費やしたエネルギーを使ったら返し、返しては使う。昨日無理したら明日は楽をする。平日無理したら土日は返済のために十分な休息を取る。睡眠学者は昔寝だめは有害と言っていましたが、最近は睡眠負債というようになりました。支出は生活活動をポイントとして計上し、バランスを取ります。活動のポイントを幾つにするかは患者さんと相談して決めます。例えば、残業１時間したらマイナス１、残業３時間マイナス３、それを家計簿につける。収入は寝た時間とします。例えば、睡眠時間７時間から８時間をゼロとして、９時間寝たらプラス１、10時間寝たらプラス２という要領です。

躁状態にあっても生活のコントロールやクスリの力を借りて、うつ病のような生活をすると引き続くうつ病を軽くすることが出来ます。うつ状態にあっても早く良くなりたい人はクスリの力も借りて、もっと深く沈むと想定される期間より早くうつ状態から脱することができます。

エネルギーの家計簿による生活の自己コ

ントロールで躁うつ病の再発の予防ができた例を経験しています。

2　その他の疾患

（1）　症例1

　点頭てんかんで度々倒れる小学生の女の子、主治医はてんかんの専門の講師の先生。薬をいろいろ変えても治らない。「生活臨床でやってくれ」と研修医の私に依頼がありました。学校の先生に相談したらヘルメットを着けることを条件に復学が許可され両親の登校支援もあり通学するようになったところ発作がなくなりました。たまたまそういう時期だったのか、薬の効果が出てきたのかはわかりません。

　ノーベル賞受賞者の大江健三郎さんの息子さんも同じようなケース。発作を抑えようとして薬でメロメロになっていたのが、音楽が得意で音楽の事をやりだしたら発作も収まって、薬も少なくなったそうです。同じようのケースと考えます。

（2）　症例2

　境界性パーソナリティー障害の女性事例。

　離婚家庭で育った方。リストカットなどで母親にも当たり苦労していました。この人は頭いい人でした。動物のトリミングの資格を取って、動物病院で働く目標を立ててお母さんが教科書代を払うなどの支援をした。それで支えられたんです。今も安定していると聞きました。

　その人の能力を見つけて、それが活かせるような支援をする、これが生活臨床です。

（3）　症例3

　不潔恐怖症、強迫性障害で、入浴して体を洗ったその飛沫が体に当たって、それをまた洗って、洗ったらまたと、シャワーに一時半も掛かる通信制高校に籍を置く男子の方です。うんちを出すのも汚いとと食事制限するんです。この人が不思議とボーイスカウトでキャンプには行くことができました。年下の小学生の面倒を見るのが好きだったんです。お母さんは看護師。本人も世話をするのが好きだということで動物病院を目指しましたが、難しそうでした。それでもそれを目標に、今は就活中です。スーパーでレジの仕事ができるようになりました。

　精神症状にこだわらない。役に立ちたいという希望が大事。強迫症状があると、強迫症状を無くする事に目が向きますが、その人に会った希望を見つけることです。

（4）　症例4

　アルコール依存症の主婦。

　この人は、5時くらいからキッチンドリンカー。自分の親がアルコール依存症で、小さい時の記憶は親父より速く走って殴られないようにしていたといいます。中学の時に母親が癌で他界してから家は荒れ放題。高校一年のときに長距離運転手の父親が飲酒運転で失職し、家出して飲食の仕事をするようになりました。19歳の時、結婚して子どもが3人できる。ところが彼も酒乱で子供を置いたまま離婚して郷里に戻ったのです。ホテルで働いていたのですが、そこの上司と再婚し二人の子供ができるが、子育ての仕方がわからなかった。普

通の家庭が分からない。そこで子供たちとの関わり方を支援して、今は節酒ぐらいです。子育ての仕方がわからない。それが人生の行き詰まり、アルコール依存症支援も生活臨床の支援アプローチが通用すると思います。

（5）症例5

　注意欠如多動性障害の20歳代後半の男性。高校卒業後に就職しましたが多動性がすごい。犬の散歩に朝夕1時間30分、犬も動けなくなってしまうほどでした。じっとしていられない。パチンコ依存もありました。

　以前から生活臨床に興味を持っていた母親のここが勝負でした。就労移行支援事業に通ってもいましたが、田舎では、車なしで生活できないと判断。他県にある発達障害者向けの教習所を見つけて何回かの試験の結果仮免取得、地元での本試験にも合格し老人ホーム正式職員として就職。老人ホームでは、若い男の子が来てくれて、みんな元気になったと評判も上々でした。

Ⅱ　おわりに

　生活臨床と共鳴する海外の動向を紹介します。

　ユーコムズ（EUCOMS）は、欧州地域精神保健サービス提供者ネットワークで、21か国61組織が加入しています。2017年12月、合意文書（コンセンサス・ペーパー）を発表しました。世界の精神保健改革の中間総括ともいえる歴史的文書です。

　その中では、健康の定義を見直しています。「生活・人生（life）における身体的・情緒的・社会的課題に対処する助けになるように適応し、自分自身のウェルビーイング（幸福な状態）を自己管理する動的能力」と定義しました。

　問題があることじゃなくて、その問題にどう対応しているかという視点に転換する。妄想があると騒いだり、親の責任にしたり、誰かの責任したりすることは健康とはいえない。幸せを求めて、立ち直ろうとする力に着目しましょう。

　ストレングスモデルというのは、いいところを見つけて、そこを伸ばそうとする姿勢です。けれども、いいところ見つけるのが難しい。欠点を見る癖がついているので、それで欠点を治そうとする、こういう習慣がついていませんか。だから相当頑張らないと、このストレングスモデルを活用することができませんよ。

　リカバリーモデルの理解ですが、私たちの行っている支援について、自問しましょう。私たちは助けているのか、それとも妨げているのか。

　人は、目標を持って人生行路を歩んでいるという視点に立って関わろうとすることがリカバリー支援だと思ってください。人生の目標を見つめながら歩む、リカバリーの旅です。目標があると、道に迷ってもまた戻って来れます。目標を持とうとすることが大事なんです。

　今流行りのレジリエンスの件ですが、生活臨床の立場から追加したい視点があります。アメリカの9.11でPTSDにならなかった人を研究したら、こういう要素を持っている人が逆境に強かったという米国の心理

師の画期的な提案ですが、生活臨床の経験からは、逆境にあっても独りではない「誰かが自分のことを心配してくれる」という周囲や環境の力が支えてくれるので、環境要因を個人の能力と同等に評価する必要があるという視点を追加することを主張したいのです。個人の能力、個人の責任だけにしない、これでは理解とは言えない。本人の周囲に支える環境が必要なのす。

もうひとつ海外と共鳴したり、学んだりした重要な概念にコ・プロダクション（共同創造）があります。コ・プロダクションというのは、サービス利用者と提供者が対等な立場で相互に意見交換しながら、どういうサービスをどういう方法で提供するのか、効果判定と見直すPDCAサイクルを作動させて決める方式です。

これに関連して、「高信頼性組織の構築」という視点が強調されるようになっています。失敗を担当者個人に負わせて責任追及するやり方では、再発を防ぐことはできないという考えです。利用者と提供者が安心して仕事ができる環境を整えることです。従って、この視点に立てば潜入ルポのような闘いは問題があると考えます。組織が安全でなければ、利用者が安全にはなりませんよね。そういう社会をつくることを目標にしましょう。

おわりに私の自戒と呼びかけを紹介します。

精神障がい碍者の能力をユメユメ侮らないこと。患者・家族の皆さんには「偏見に負けないでください、人生の行き詰まりを解消する知恵を出せばよいだけのことですから」、支援者の皆さんには「現在の仕事の環境では大変ではあっても思想を高く掲げた仕事に挑戦しましょう、新たな疾病観・人間観に到達するブレークスルーのチャンスが訪れる筈ですから」。

コ・プロダクション思想で挑戦しましょう。

第56回全国保健師活動研究集会報告

実践講座3　保健師活動の基本は住民とともに・住民の中で

地区に出て住民とともに つくる公衆衛生

元新潟県阿賀野市　**関川清美**、新潟県小千谷市　**佐藤久美**

参加者：17人（20代9人、30代2人、40代2人、50代3人、60歳以上1人）

1　ねらい

　保健師の対象は、すべての住民・地域丸ごとが基本です。しかし新たな法律が制定されるたびに業務が細分化され、保健師の分散配置が進んでいます。コロナ禍を経てますます保健師の思考が地域から離れ、地域・家族をトータルでみる視点が弱くなっています。ポストコロナの今こそもう一度、"住民の幸せ"につながる住民とともにつくる公衆衛生活動を学び合う必要があります。

2　自己紹介とグループワーク

　保健師経験年数は1年目の新人保健師から管理職の大ベテランまで、また教育現場の指導者、学生の参加もありました。業務担当制の自治体、地区担当制の自治体と立場も様々で、業務が細分化されすぎて全体が見えない、先輩保健師も業務量が多すぎて保健師活動をしている様子が見えない、担当地区のケースの課題が複雑すぎて対応に困っている、コロナ禍の入職で保健師活動のイメージが全く分からなくなっている等、保健師の悩みも多様化、重複化している様子がうかがえました。講師からも、保健師の分散配置が進み、現任教育が難しくなってきていること、訪問の経験が少ない保健師が増えていること等自治体の規模に関係なく、保健師を取り巻く状況が参加者の話だけでもよく伝わってきました。みんな同じように悩み、ここに来ているんだとコメントいただきました。

3　講義1「公的な保健師の役割と 保健師が行う家庭訪問」

　関川清美（元阿賀野市保健師）

（1）私とつどい

　昭和58年初めて「新潟県自治体に働く保健師のつどい」（新潟のつどい）に参加しましした。当時は老人保健法の制定で、パターン化した業務をこなすことが主になり、住民の健康課題に沿った活動が行われているのか？　と活発な議論が交わされました。その集会では、保健師の仕事は"個

別ケアではない。ひとりの住民の声を地域課題として広げていく。保健師の仕事は後追いではなく、予防であり、住民のくらしに寄り添うことである"と先輩保健師の熱き言葉に圧倒され、衝撃を受けた集会でした。

実は今も昔も変わらず、保健師はいつも同じような悩みを抱えながらも、語り合い、実践と学びの両輪で乗り越えてきました。その集大成として新潟のつどいで作った「保健師が行う家庭訪問」の本づくりに携わったことは、私自身にとって貴重な経験であり、保健師として成長させられた出来事でした。

（2）保健師が行う家庭訪問の特性
①困っている人助けを求めている人への訪問が保健師の原点

すぐに解決につながらなくても、保健師がその住民、家庭につながり続けることが大事です。カウンセリングとは違う、その人の思いをじっくり聴く。生きてきた背景を聴く。訪問記録も臨床視点ではなく「暮らし」を書くことで家族背景のイメージが持てるようになります。自分は役に立たないと思っても、まずは訪問、動くことが大事なのです。

②つながり、顔売り訪問

当時、健診未受診の40代男性を訪問しました。ただ訪問するだけでも、そのことが相談の呼び水となりました。地区担当の保健師と分かってもらうことが重要なのです。

③深く学ぶ訪問

農家の働き盛りが脳卒中で倒れたとき、その人の背景には何があったのか？　減反による収入減で成り立たない経営の苦しみ、朝から晩まで重労働、ストレス発散のための飲酒等が見えてきました。40代男性訪問を事業化し、聴き取った事実、保健師の気づきを住民に伝えるため、夜間の健康座談会を継続しました。10年15年と継続する中で村の脳卒中が減少していきました。

自分の自治体、自分の部署の重点課題は何か？　自分の中できちんと見据えることが重要です。①〜③の訪問が結びついて地区活動につながっていきます。

4　講義2「まず会いに行こう！住民は待っている」

佐藤久美（小千谷市保健師）

（1）まず会いに行けなかったコロナ禍

再任用職員で地区担当保健師に戻り楽しく地区活動をするつもりでいた中、新型コロナウイルス感染症の蔓延が始まりました。

顔売り訪問も地域のキーパーソンにも訪問できず、緊急訪問のみの期間が続きました。心配な住民がいれば悩むよりもまずは会いに行く、住んでいる家を見る、ご近所の様子を知る、コロナ前はそういう住民に近い保健師でいたはずでした。

中越地震の時は被災後2か月で乳幼児健診は再開したことなど、各保健事業の復旧は早かったが、コロナ後は中々通常に戻らないですね。こんなことで簡単に住民の暮らしから遠ざかってしまうのだと実感しま

した。

当市では、ひきこもりの相談が噴出しています。社会に影響を受けやすい、精神の不安定さを抱えた人たちはひきこもることで自分を守っていたのに、コロナ禍で家族の状況が変化し、情報が刺激になり家庭内暴力となって顕在化しています。この時こそ、保健師は「私の役割は……」と悩んでないで家族全体を見てくる、ドキドキしながらもすぐ飛んでいくことが必要です。

（2）日常の地区活動の中にある公衆衛生

地区担当だろうと業務担当だろうと公衆衛生を担っている自負を持つことは大事です。森・木・枝の視点で全部くまなく見るのが保健師なのですから。

がん検診事業では、要精密検査者を訪問して受診勧奨しています。玄関先だけでも生活を見ることができます。毎年受診の人であってもコロナ後にがんが見つかる人が増えていると感じます。生活様式の変化や家族関係の変化、そのストレスからの免疫力低下もあるかもと疑う生活背景も考える保健師の視点は、業務担当の保健師であっても持てるはずです。

（3）住民とともに復旧「ポストコロナ」

コロナ以前の事業の成り立ちを知らない保健師も増え、何でも感染対策で事業縮小の流れです。でもこの若い保健師たちに保健師活動、公衆衛生をどう伝えていくかが鍵なのではないでしょうか。

「一国一城の主」である保健師は、自分の地区に責任を持ちます。最たるものは災害時です。自分で決めて、自分で動く。こ

れも平時の地区活動が基礎となります。平時にいかに多くの住民と出会い、知っておくことができるか、日ごろ住民に会うこと自体が公衆衛生につながっていくんだと思うのです。

5 実践報告「聖籠町の保健師が行う家庭訪問」

渡邉郁子（聖籠町保健師）

（1）困っている人、助けを求めている人への訪問

聖籠町の母子保健の歴史は、障がいのある子どもとその家族の訪問から始まりました。結果全ての子ども、子育て世帯に必要な事業を作ってきました。

地区担当としての悩みは、関わる専門職が多くて、保健師の役割が分からなくなることです。複雑な課題を持つ家庭ほど、様々な職種・機関が関わっています。でも地区を担当する保健師は、家族一人ひとりを主人公にして話を聴くことができます。母子関係・生活習慣病予防、精神保健、介護相談、家族が抱える事象を全て対応するのは地区担当保健師だからできます。解決ができなくても、この家庭の歴史、その人が生きてきた歴史とこれからに付き合いきることができるのです。

（2）つながり、顔売り訪問

チラシを持って顔売り訪問しています。自分の足跡を担当地区の地図に落とし込むと地区の全体の様子を掴むことができます。

月報は付けていますか。家庭訪問状況も毎月作っています。「その他訪問」元気な

人への訪問が「予防」の地区活動ができている証拠であり、保健師活動の醍醐味と感じます。

全世帯管理ファイルを作っています。人ではなく、世帯ごとになっていて、母子保健も成人保健も精神も介護も同じファイルに入っています。このことからも世帯単位で見る癖ができたと思います。

（3）深く学ぶ訪問

50代男性の自殺が相次ぎ、働き盛りを取り巻く状況が分からない、教えてもらおうと「働き盛り男性訪問事業」を始めました。事業化することで、保健師全員が取組み、夜間や休日も訪問しました。指導ではなく、働き盛りが語ってくれることをじっくり聴きました。蓄積した働き盛りの声から見える社会情勢、個人の問題ではない健康と労働の関連、家族には言えない秘めた思い等を町民に投げかけ、一緒に考えあう報告会も実施しました。町民が自分事として考え、自分たちがすべきこと、保健師・行政がすべきことを教えてくれるのです。

（4）公的保健師活動は……家族まるごと！地域まるごと！

保健師活動は、赤ちゃんから高齢者までの全ての住民、全ての世帯をまるごと対象とし、予防の視点で、申請が無くても行くことができる家庭訪問を軸に、住民とともにつくっていくのだと思います。

7　グループワーク

・コロナ禍以前の保健師活動を知らない新

人保健師にちゃんと伝えてきただろうか。

・地図づくりから始めてみようか。住民に会えなくても家の様子とかを地図に落としていくことで自分の足跡を残す。

・新人保健師が一人で家庭訪問できないという課題が増えている。看護学実習で訪問を経験できていない。保健師が訪問していないから連れていけない悪循環。一事例でもいいので訪問すれば、保健師活動を知る、理解することにつながるのだけど。

・訪問を事業化するには、一人ではできない。必要性を共有できる仲間、職場の理解が必要。そのためにも、地域の課題を見える化して、データも見て、理論武装しないといけない。

・全世帯ファイルがあると、世帯単位で見ること、その人の背景にある家族にも目が行くようになる。

・訪問をする意味を自分で見出していくことが大事。

・職場で語り合う機会が無い。業務担当の会議は内容も伝達で終わることが多い。日ごろ感じていること、地域の様子も話し合える場を作りたい。

・保健師同士で語ることで自分自身に気づくことができる。学び合う職場で語り合いができれば一番いいが、難しい職場も増えている。せめて年に1回でもこのつどいの場で語り合えると良い。

8　本日の感想

・保健師は本当に忙しい。でも年に1回で

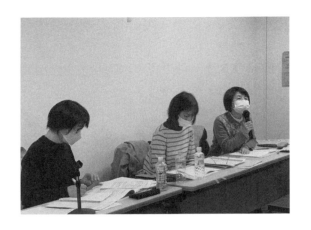 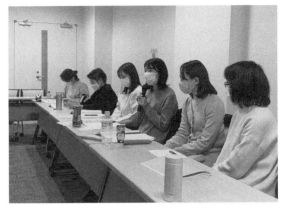

　も立ち止まって考える、振り返る時間は必要。今日はそういう時間だった。
・予防って難しいと感じていた。「何かしてあげなくては」と思っていた。でもじっくり聴くということも保健師活動の特性だと気づいた。
・市町村合併がすすみ、大規模自治体になったら住民との距離も遠くなり、家庭訪問は効率が悪いと認識されている。でも訪問したいと思っている仲間と有志で報告会や事例検討会も細々と継続してきた。今後も続けて、後輩たちにつなぎたい。
・今の自分の職場で保健師体制を変えることは無理だと思っていた。でも今日の講義、実践報告を聞いて、少しは「地区担当制の廃止」に抗う材料になりそうだ。全部同じようにできなくてもいい。自分が見たこと聞いたこと、思いを共有できる仲間を作る。保健師が集まって話をする機会を持ち続けたいと思った。

第 56 回全国保健師活動研究集会報告

基礎講座 1

働く人たちの健康問題を考える

公益財団法人　社会医学研究センター　**佐々木昭三**

（講義１）
地域住民の家庭と労働・生活、
業者・農林漁業の人たちの
健康はどうなっているか

1．働く人の健康（安全と心身の健康）は労働（働き方）と生活（家庭・社会）視点で

日本国憲法では第 25 条で健康で文化的な人間らしい生活、それを送る権利を規定しています。そのために国、これは自治体を含む行政全体は、公衆衛生、社会保障、社会福祉に責任を持つ、これを充実させることです。

公衆衛生とは、公の民、国民の衛生です。衛生とは、生きることを衛（まもる）ことです。いのちと健康を守る、生活を守る、人間として生きていくことを守ることです。

地方自治体は何のためにあるか、これは住民の福祉です。住民が健康で人間らしく幸せを求めていくことをすすめるのが自治体の仕事です。だから皆さんは、自治体の職員として住民のためにいい仕事をすることで、公衆衛生の担い手として住民のいの

ちと健康を守る最前線で働いているのです。

2．働く人の働き方と健康を守る基準は労働者基準で考える

労働者は雇われて働く人で雇う側より立場が弱いです。立場が弱い働く人が人間らしく働くための最低レベルの基準を国が定めることが憲法 27 条（労働者保護法）に規定されています。それは労働者保護の基本法として労働基準法・労働安全衛生法、労働契約法があり、働くルールの基本がまとめられています。

特に労働安全衛生法は、以前は労働基準法の中にあったものを発展させて一つの体系だったものにして、労働者保護の労働基準法と一体の基本法という位置です。労働（働くこと）によってケガをしたり事故にあったりせず、安全が確保され、心身の健康が守られる働き方をする。それは衛生のいのちと健康を守り生活を守ることでもあるのです。

労働安全衛生という言葉の意味は、働くことによって安全が確保され、心身の健康が守られて、人間らしく生きていけること

PHN ブックレット 24　107

です。それが職場や働く中で保障されなければいけないので労働安全衛生の体制をしっかりつくる必要があります。

それから現場で働いている人たち、労働者の意見反映がないといけませんから、労働者参加の安全衛生委員会や衛生委員会をつくる。安全衛生については必要な専門家（産業衛生スタッフ）の体制をつくることで、この産業衛生スタッフの衛生管理者や安全管理者、規模が小さいところでは安全衛生推進者、衛生推進者を置くこと（配置義務）が必要なのです。

3．生業・生活を支える労働・働き方と健康問題

保健師は、住民や労働者のいのちと健康を守る担い手なのです。

健康を守っていくためには何が大事かということは、保健師の皆さんはご承知の通りです。まず一つは睡眠確保です。8時間、少なくても7時間以上8時間単位の睡眠が取れるかどうか。睡眠が少なくなれば疲労回復ができない、過労になって心身の機能の低下がみられていく。これは過労死防止法や過労死認定基準でも睡眠確保が基準にあります。睡眠時間が6時間を下回ると過労死につながり、心身の健康が失われていく。労働時間が長いと過労死や健康障害につながるので、労働時間の残業・超勤の上限規制がある。1ヶ月45時間を超える、年間360時間を超える残業・超勤は、上限を設けて規制をする。過労死につながる残業・超勤時間の月80時間とか100時間とかは、保健師の皆さんはコロナ禍ではこのレベルで日常的に働かざるをえない状況に置かれていました。今もその状況にある人がいますが、これは過労死ラインなのです。

皆さんから自己紹介で共通に出されていたのは、やはり余裕が必要だということです。そうでないと自分たちの心身の健康を守りながら、いい仕事ができないのです。そのためにはやはり人の増員配置、予算の措置が必要です。

臨時・緊急対応でも労働時間規制が必要で、それは現場で問題を感じている人が声を上げて、行動し行政を動かし国を動かして改善をしていくことが必要です。労働組合の活動を通して、保健師を増やしていったり、業務を軽減していったりするこの間の取り組みが多くありました。

労働組合は憲法28条で労働基本権があり、立場が弱い労働者は労働組合に団結をして、団体交渉をして、場合によってはストライキを含む様々な行動をする。それらが労働者の権利として認められています。労働組合の役割と存在というのは非常に大きいのです。この間の仕事の大変さの中でも、増員を勝ち取ったり一定の規制をしたりすることを、労働組合として頑張ってとりくんだことが非常に大きな意義があります。

それから2つ目は食事です。食料、水、トイレなどの衛生状態を保つということは生きていく上で一番ギリギリのことです。やはり人間は生き物ですから、三度の食事をだいたい決まった時間に栄養バランスをしっかりとって美味しく食べるということが、健康を守るために非常に大事なことです。

3つ目には、自由な時間の確保です。この時間で家事や育児や介護という家庭生活、地域社会のことや様々な社会運動、それに自分の趣味や文化やスポーツなど人間らしく自由な時間を確保して生きていく、このことが非常に大事です。

　1日8時間労働制は、20世紀に確立した国際的な労働時間の基準です。これは1日8時間働き、8時間は眠り、8時間は自分と家族と社会的な活動することです。日本では、建前は8時間労働制になっていますが、過労死や健康障害が労働との関わりで問題になっているように、健康障害に繋がる働き方や働かせ方があることが一番大きな問題です。その筆頭が長時間労働です。1日は24時間しかありませんから、労働時間が8時間から延びれば延びるほど、睡眠時間と自由な時間が減るのです。だから労働時間が長いことは健康と人間らしい生活から遠ざかっていくことです。

４．8時間労働制をすべての働くものの社会的ルールに

　日本の8時間労働制は実労働時間です。昼休み休憩で食事取ったりする休息1時間は、無給で賃金補償がない。国際的な労働時間基準では8時間労働というのは8時間拘束なのです。だから8時間は働くために拘束されている時間で、残りの8時間は睡眠、8時間は自分と家族と社会活動のためにが、8時間労働制です

　日本の場合、8時間労働制は拘束労働時間ではなく実労働8時間です。そのため実労働時間7時間の所定労働時間にして休息時間の1時間を加えて、8時間にしないと

8時間労働制にならない。拘束時間も労働時間ですから、1日の実労働時間を所定7時間にしていくことは過労死防止協議会のメンバーが出している労基法改正提案の第一項目で提起されてもいます。

　それに労働組合のナショナルセンター中央組織である全労連が、1日7時間所定労働時間週35時間を目指そうというスローガンを掲げて運動を進めています。時短先進国と言われている北欧、ドイツ、フランスなどのEUの時短先進国は、拘束労働時間は7時間です。週労働時間は35時間。そして今、週32時間制というところを目標にして運動をすすめています。そのため残業は厳しく規制されています。

　ILOの第1号条約は8時間労働制です。この条約8時間労働制を批准したら国内法はそれに順応しなければいけない。1日8時間で、よほどことがない限り残業はできない。残業をやるにも上限時間を1日単位、1週間単位、月単位、年間単位とか厳しく決める。

　それから割増率が、残業すると50％、休日にやった場合は100％の国際基準にしていき、残業が基本的にはない社会にしなければなりません。日本はこの労働時間のルールが非常にルーズであいまいな状況です。それで過労死につながるようなことになっていなす。

　日本の8時間（実質拘束9時間）労働制であっても、所定外労働、超過勤務があれば、その分睡眠や自由な時間が減ります。人間らしい生活からも遠ざかるし、健康上からも問題です。労働時間規制、長時間勤務や変形変則勤務も、労使合意がないとで

きません。働いている人たち、労働者が
OKと言わなければできない。健康を守る
ためには、労働時間の問題は非常に大きい
のです。

5．労働者の健康問題を考える

いま労働者基準の話をしました。日本の
労働者の構成は労働者が8割、農民や漁民
や中小商工業者など自営業者が2割です。
8割の労働者の構成は、正規雇用労働者が
6割、派遣や臨時、パート、アルバイト、
自治体でいうと任期付雇用の人などの非正
規雇用労働者が4割です。

30年前は非正規雇用で働く人はせいぜ
い1割強でした。それはパート・臨時やア
ルバイトでした。正規雇用が雇用の基本
だったのです。正規雇用は生活給の年功型
の賃金で、年齢とともに賃金も上がり、雇
用は終身雇用で定年まで働き続けられる。
社会保険は健康保険、厚生年金、公務員は
共済保険と共済年金という形で、社会保険
もしっかりしていた。

非正規雇用だと賃金は非常に低い。この
間のたたかいや運動もあって、最低賃金も
一定は上がっていくのですが、一時金はな
い、退職金もない。社会保険は、一定長く
働く期限の長い人は雇用保険や社会保険も
入るようになっていますが、多くの人は社
会保険ではなく、国民健康保険・国民年金
なのです。社会保険の健康保険は、保険料
は本人負担が半分、事業主負担が半分で
す。非正規雇用の場合は、多くが国民健康
保険と国民年金で保険料はすべて自己負担
です。

労働保険は雇用保険と労災保険です。労
災保険は強制保険で、人を雇って働いても
らう以上は、労働が原因で怪我や事故、亡
くなるなどはあってはならないわけです。
だから労災防止は労働安全衛生法の大きな
柱の一つです。それに労働災害がないだけ
ではなく、予防する必要がある。そのため
に健康と安全確保が重要なので、それにふ
さわしい体制と安全と健康が守られるよう
な職場の在り方にせよというのが労働安全
衛生法です。

非正規雇用ではこの点が大変不十分で
す。労働安全衛生の体制ができていて、安
全と健康が守られながら働けるのは、日本
の労働者では民間の中規模以上の企業の正
規労働者と公務員の正規労働者であり、多
くの非正規雇用労働者や民間の中小零細企
業で働く人たちの労働安全衛生は、とても
不十分な状況に置かれています。これが日
本の労働者にとっては大きな問題です。

6．働くことで安全と健康が守られる労働安全衛生

健康を守る働き方とは、しっかりと労働
安全衛生管理しなければならない三つの労
働安全衛生管理ができていることです。そ
れは労働・働き方と働く環境、それと心身
の健康管理です。

働き方、労働・作業、仕事をしていて安
全が確保され、しかも心身の健康が守られ
る働き方が必要です。いま健康障害につな
がる過重労働防止が労働行政の一つの柱に
なっています。中心は長時間労働です。残
業月80時間100時間は過労死ラインで
す。残業年360時間、月45時間を超え
れば健康上様々な問題が出るので、それ以

下にしなければならない。

　それと夜勤の問題があります。人間の生体リズムは、昼間は活動的行動的で夜は眠るものであり、自律神経もホルモン分泌も昼と夜では違う。夜働いて昼間眠るということは、生体リズムに逆行しますから、非常に大きな負担になります。夜勤は有害労働に位置付けられているので、厳しく規制する必要がある。

　時短先進国のEUでは、夜勤は社会的に必要なものに限るようにしています。それに夜勤の回数は少なくする。夜勤従事者は昼夜逆転となり家族にも負担をかけて社会生活上制限も加わり、命を削って働かざるをえない。そのため賃金は高く労働時間は短く、夜勤をする機会を少なくする。それに年金受取の時期は早くします。

　それに夜勤はがんのリスク要因ですので、EUでは夜勤をやっていて乳がんや前立腺がんになると労災や公務災害と認められます。日本ではそれはありません。日本の夜勤の規制は、年に2回健診をやって問題があれば夜勤を外すということだけです。

　基本は昼間の日勤8時間労働が基本ですが、夜勤、変則、裁量労働、交替制勤務、連続作業などの変形変則労働は、いろいろな問題が起きます。それは睡眠が十分に確保できない、三度の食事を決まった時間に栄養バランスをとって食べることができないなど健康や生活、活動に制限が加わるので、夜勤や非定型な変形変則労働を規制することは非常に重要です。

　大切なことは働く人たちにとって働き方や働く状況（環境も）と健康問題（心身の健康管理）は不可分で、密接にかかわっています。生活のあり方も労働のあり方によって規制されるのです。そのため8時間拘束労働で残業がなく健康が守られるということは、社会的に意義のあるいい仕事をしっかりするために大事です。

　しかし日本は資本主義社会で企業の利益を最優先にする企業活動が広がっています。「失われた30年」といわれますが、大企業の経営政策で新日本的経営の新自由主義的経営政策が行われてきました。それは人件費を大幅に削減するため、労働者の賃金を抑制し、正規雇用から非正規雇用に切り替える。これは一時金や退職金がなく、賃金レベルも低い、しかも社会保険の掛け金の半分を払う必要がない、それで今までと同じ仕事をしてもらい、人件費を減らし、企業のもうけにつながる。だから正規雇用を非正規雇用に切り替えてきたのです。

　賃金を上げずにみんなに働いてもらうために、成果主義・評価主義を入れていく。労働者同士を競わせて仕事をやらせる。そのため格差、差別が広がり職場の人間関係が壊れ悪くなる。お互いの支えあいができない。メンタルヘルス研究所の調査研究でも、いま職場には人とゆとりが足らないと言い、朝の挨拶がない、職場の笑いがない、みんな疲弊して、過労死や健康状態の悪化、人間的な生活から遠ざかっていくという日本の現実に警鐘を鳴らしています。

　私もEUの時短先進国調査に行きましたが、学校の先生や保健師や医療従事者は日本と比較すれば2～3倍くらい人がいます。7時間労働で生活できる賃金で、週休2日制で3日をめざすところもあります。

年休は6週間位あって、そのうち1か月位を夏のバカンス、2週間を冬のバカンスに使う。それで社会が回っている。日本の働く人の状況はこの30年間で停滞、後退しています。これをどう変えるのか。苦しみながらもやりがいを持って働いている現場の人たちが声を上げて、労働組合も強くしながら、お互いに問題を共有し連携しながら改善していくことが重要です。

労働と健康にかかわる重要なことは働く上での環境です。安全が確保され心身の健康が守られる環境や快適な職場をめざすことです。環境については快適職場指針というガイドラインが示されています。これは温度差や光、におい、空気環境、トイレや休憩室も含めて、働く場所が安全と健康が守られるようなゆとりをもったところになっているかどうかです。

心身の健康管理も大切です。健診結果が有所見の人は労働者の半数を超えています。長時間や夜勤などの交替制勤務などの過重労働なところほどその比率は高くなります。働いている人の半数以上は何らかの基礎疾患を持ちながら、治療や保健指導が必要な状態で働き続けている状況にあるのです。

どうしてそういう状況になっているのかを明らかにすることが必要です。今健康問題は自己責任と言われていますが、そうではない。本人の学習と理解があって、努力して改善できることはあるので保健指導は大事だけれども、そこだけでは根本的には改善していかない。労働・働き方、働く環境、心身の健康管理がどうなっているかが重要です。

7．農民、漁民、林業従事者、自営業者、中小商工業者

ここまで労働者を中心に基本的なことを話しましたが、労働者以外の農民、漁民、林業従事者、自営業者、中小商工業者のことにも触れておきます。農業は米や野菜、花、果樹を作る、牧畜もあります。農業の従事者は小規模の家族で働いているところが圧倒的に多い。一方では法人化したり農業組合が管理したり、企業や会社形態でやるところも増えてきています。そういうところで働いている人は農業労働者になるので、労働者の枠に入ってくる。

多くの農業従事者や中小商工業者やその家族は自営業者と同じ形なので、国民健康保険に入り、自治体の健診を受けて保健指導も受けながら働くことになります。彼らの健康状態は労働者と比べてさらに悪い。農業では機械化が進んで大きな機械を使いますが、機械の操作での死亡事故が以前と比べて増えています。自然を相手にして働いているので、気候変動も含め自然の影響を大きく受ける。でも自営業者なので、労働者保護行政に含まれていません。仕事の影響で仕事が原因での怪我や死亡事故があったときにも、治療費や給料保障などがある労災の適用もありません。

都市の中小商工業者でいうと、民商や全商連という団体は共済制度を持っていて、その調査では健康診断は8～9割が有所見。その背景を探ると、休むと商売が成り立たないのでギリギリまで仕事をする。動けなくなって即入院。そして回復せずに亡くなってしまう例が非常に多い。要するに手遅れなのです。がん検診などで予防もし

ながら、健康上の問題があって仕事ができなくなった時の所得保障があることが非常に大事です。国際的な基準でも、労働者基準に合わせて農民、漁民、中小商工業者の制度を充実させていくということが世界の流れです。

8．韓国の労災保障制度

お隣の韓国では、農業の労災保険法が少し前にできました。農民が農業作業で事故を起こした場合は労災と同じ扱いで、全額国の予算で補償する。農民、漁民、林業に携わる人たちは、国民の食料生産の担い手です。第一次産業を保護するという視点で作られた制度です。国民が生きていくために必要な食料を確保するための仕事が続けられていくことが大事なのです。

沖合や沿岸漁業は、小規模で家族でやっていることが多く、若い人がなかなか入ってこない。人手不足で外国人労働者、技能実習生が産業を支えている状況があります。若い人をどう定着させるか、地域の産業としてどう発展させていくのかが試行錯誤されています。

高知県の漁業組合は若い人を確保するために、普通の労働者と同じ生活ができるように8時間労働制をとっています。仕事は朝4時から12時までで終わり。漁をして、市場で売って、食事と後片付けをして、昼からはフリータイム。休みもできるだけ週休2日。賃金は少なくとも公務員並み。それをやったら若い人たちの定着がとても良いと報道されていました。やはり健康が守られ賃金も守られれば、人は集まるし、よい仕事もできることにつながります。

（グループワーク）

（Aグループ）海外では拘束時間が労働時間になっていることに驚いた。住民のことだけでなく自分自身のライフワークバランスも考えなければいけない。自分の働き方については、組合や上司と一緒に考えないと、自分だけ8時間労働にするとどこかにしわ寄せが行ってしまう。

健診結果を持って訪問するが、その人の生活の実態をとらえていないと、本当の意味では保健指導を伝えることはできない。自分自身が理解するとともに周りの仲間にも伝えていかなければいけないと話し合いました。

（Bグループ）日本は遅れているので、声を上げていかないといけないという話になりました。保健師は目の前にいる人のことを放っておけないので、自分の休憩時間を削ってでも対応してしまうことがあるけれど、そうすると自分の生活の時間を確保できなくなり自分の健康を削ってしまうことになるので、自分自身の考え方も変えていかなければいけない。もう少し一人一人が余裕の持てる働き方をしたいという話もありました。

職場の人間関係では、挨拶や雑談がない人もいるので、そういう人にも声がけしたり、そういう人がいないかアンテナを張ることも大切です。

（司会）保健師は本来お互いさまの精神っていうのがある。例えば自分たちが産休育

PHNブックレット24　113

休を取る場合、昔は産休しかなかったので産前6週産後8週ですぐに復帰しなければならなかった。いつごろ出産したら事業に影響なく、自分の受け持ち地区の人たちにとって影響が一番最小限になるかを考えました。4月に保育園に入れて職場復帰するなら、1月くらいに出産しようとか。今は育休も取れるようになり、いつ産育休をとってもよいように代替職員つけようと組合も運動する。あなたが休んだら私が頑張るから、頑張って子ども産んできてねという感じで、お互いさまだよと日常的に言えた。でもそこに成果主義が入ってきたら評価される。特に大阪はABCDE、絶対的な評価なのでEの人が毎年200何人も出る。その人たちは指導を受けて辞めさせられていく、それが大阪府のやり方です。そんな中だったらお互いさま精神にはならない。あの人がEになってくれれば、私はCでいられるからボーナスも変わらないとか。AやBなら8号給アップとか4号給アップとかになる。そういう中ではお互いさま精神は出てこなくなっている。

それから職場には非正規の人が入ってきています。コロナの時は半分以上が非正規でした。その人たちはコロナが終わったらすべて首切り。それから民間委託の業者が入ってきました。近畿日本ツーリストとかテンプスタッフから派遣されてきた人がコロナの電話相談とかワクチンの予約をしていました。江東区は1人2500円で契約しています。本人の取り分は1250円。半分は会社に儲けが行っているということです。そして非正規の人は6時間以上働くと休憩を取らせなければならないから、6時間拘束の6時間勤務の人が多いです。今自治体によっては、非正規の人に訪問させているときもありますが、江東区では非正規の人には訪問させていません。公務災害が起こったときに正規職員が責任を取らなければならないから。

大阪府の組合は33キャンペーン、いまは33アクションと言っていますが、労働基準法の33条の3項に特別条項があって、公務員は災害時に労働時間は延長させてよいと書いてある。上限は一応あって、それは組合と決めてくださいとなっている。先生の講義にあった通り、通常は一日8時間で週40時間労働、残業は月45時間、年360時間までとなっています。それが災害時には上限が変わるわけです。組合との書面での協定になります。それで皆さんは、災害時は月100時間以上、年720時間以上まで働くことになる。労働組合がそう書面で協定を結んでいるからです。江東区の労働組合の保健所支部は、特別条項を協定しても月100時間を超えてしまうので、特別条項は協定を交わしませんと言ったのです。そうなると災害時でも普通の月45時間になるわけです。それくらいしないと保障されない。

私たちが健康を害すると、自分の家族も健康を害することがあります。住民にばかりアドレナリンを出していて、自分の子どもや家族を見られていない。病気の罹患率も高いし、ネグレクトにもなってしまう（笑）。母がコロナ禍で夜12時まで働いていて、子どもは不登校とか。

大阪の保健師はコロナの時に「命のトリアージをしていた」と言っていました。そ

ういうことをやりながら、知らぬ間にベランダに行って飛び降りようと足をかけた時に、外の景色を見て「何やってるんだ」とはっとして後ろに下がったと言っていた大阪の保健師がいました。それくらい保健師が追いつめられるということは、長時間労働を無くすことも、人の余裕も、周りの声掛けや見守りもないといけないということなのです。

（講義２）
非正規雇用労働者
（派遣労働者、パート、有期雇用、
アルバイト、委託など）の問題

１．ゆとりある働き方のために

　大事なことは人の余裕とゆとりをもち、人を増やすということです。特に皆さんの仕事は人と人のかかわりの仕事なので、感情労働、対人間の仕事です。そういう仕事は人間関係、とりわけチームワークが非常に大事です。日本でケア労働を担っているのは、多くは女性です。その中で非正規雇用労働という形で働いている人が非常に多い。メンタル不全、パワハラ、さまざまなハラスメントが急増していることは、一つは正規雇用が減らされて非正規雇用に切り替えられ、しかも正規雇用と同じような仕事をしている。ところが賃金や労働条件では大きな格差・差別がある。お互いがお互いと競争せざるを得ないのです。成果主義、評価主義も入ってきて、バラバラにさせられる状況です。本来、公衆衛生や社会保障、社会福祉は、国や自治体の仕事であり、公共、みんなの幸せを作る仕事のはずです。そのために税金を集め、使うのですから。

　皆さんと同じ人間相手の専門職として、教員があります。ここも長時間で過重な労働で、教員の成り手がどんどん減ってきています。そして、定年まで続けらずどんどんやめていく。結局、非正規雇用の臨時教員を雇い入れ、それでも足りないから、校長以外の教頭も学級担任になる。人が減らされる、人が増えない、授業数は増える、教員のやることは増える。職員会議を８時９時までやって、家に帰ってテストの採点をやり授業の準備をして 12 時過ぎる、その上、朝は５～６時に学校に来るというような、皆さんがコロナ禍でやっていたような働き方が教員の現場でもある。いま圧倒的な教員不足で、非常に問題になっています。しかもここは給特法（一部手当の働かせ放題）があって、残業規制がない。一部手当だけ払ったら働かせ放題で、労働時間管理がされていない。だから精神疾患、メンタルヘルス不全が増加する状況になっています。教員を増やしていこうという大キャンペーンを労働組合や教育学者・研究者が呼びかけ、署名活動をやっています。教員はありとあらゆる仕事をやってしまう。だけど本来の教員の仕事に専念して、それ以外のことはできるだけ他の人にやれるようにという手立ても出てきています。教員を増やすことや教員の働き方が、日本の未来の子どもをどう育てるかという国民的な課題になっています。コロナ禍の中で保健師や保健所の在り方が、国民的課題になったことと同じです。

２．時短先進国では

　それから、日本は超長時間労働がずっと

続いてきてあまりにもひどいということで、労働時間の長いトラック運転手など自動車の運転手、建設関係に労働時間の上限規制がこの4月からかかります。上限規制と言っても年960時間で、いまの360時間の3倍近いものですが、規制がかかると従来の仕事ができない、いま若い人が来ない、しかも物流が滞るということが2024年問題です。教員のことも2024年問題も、とにかく圧倒的に少ない人数で膨大な仕事をして、労働者犠牲で社会を回してきたことです。そういう点で日本の働き方や社会全体の在り方が問われているのです。

　時短先進国のことを話してきました。例えば教員でいうと、ドイツや北欧ですが、小学校のクラスは15人。障害者も健常者も一緒にやっているので、障害者対応の先生もいる。だから15人学級で2人担任。しかも教員は授業しかしない。部活の指導はないのです。教員は日本と比べると2～3倍くらいいます。医療現場では8時間3交替が基本です。日本では長時間2交替、8時間を2回続けてやるという16時間夜勤というとんでもない夜勤もありますが、そんなことはEUではありえない話です。

　いのちを守る人が自分のいのちを犠牲にして働いているわけです。しかも時短先進の労働時間は週35時間で32時間をいまめざしています。夜勤従事者は週30時間余。例えば療養型などで一定長時間拘束が必要なところは12時間勤務もありますが、そのうち2時間は必ず仮眠を入れる。そして週の夜勤勤務は2回（週24時間勤務）だけ。時短先進国はそういうレベルで社会が回っている。そして日本と経済力はあまり変わらない。

　日本は税金の使い方や社会的富を、労働者や国民に還元していないのが実態です。日本にいるとこんなものかなと思うのですが、一歩時短先進国に行ってみると、いかに日本が異常で、世界の非常識が常識化しているかがわかります。日本の過労死の問題を話してもなかなかわかってもらえない。なんで死ぬまで働くのか、何で5時になったら家に帰らないのかということになる。

3．国際労働基準ILO条約

　なぜEUのような時短先進国でそれが可能かというと、一つは国際的な労働基準としてILOが出している労働時間の条約を批准していることです。批准すると国内法をそれ以上にしなければならない。8時間労働だったら8時間にしなければならない。EUで経済活動をする場合には、EU指令という労働基準があって、それを守らないとできない。それはILOの基準よりも上です。ILOの基準を批准して国内法になり、EU指令という基準があってそれで規制する。そのうえで国内の労働基準法や労働安全衛生法などの労働法があり、憲法がある。またその上に、産業別労働組合が産業別の経営者団体と年間の協定を結びます。日本で言うと春闘みたいな形ですね。産業別で決まった協定は、協定を結んだ労働組合の労働者だけでなく、同じ産業で働くすべての労働者に拡張適応されるのです。組合があろうとなかろうと、労働組合が決めたことが国の働くルールの基準になる。賃金と労働条件など、いのちと健康と安全衛生にかかわるすべてのことは労使が対等な立場で

協議して交渉して決める。一方的に決めてはいけない、労働者の意見や同意がなければいけないというルール（労使協議制）がある。そのため EU の国には、各事業所に労働者代表制度があり、あらゆることは常に労使が協議をして決めることになっています。

　これは前からあるのではなくて、この間の運動やたたかいがあり、それを実現す法律や政治ができているのです。日本で医療を受けるために大きな問題になっている医療の窓口負担問題、医療は健康保険など社会保障の一つですから、以前の日本がそうであったように時短先進国は医療の窓口負担は基本ゼロです。それに高等教育も含めて教育は、基本は無料です。経済的な困難さがある人で高等教育を受けたい人は、全額補償の奨学金があり返す必要はありません。お金がないから学校にいけない、教育を受けられないということはありません。

　年金も最低保障年金があり、働けなくなったら生活できる最低限の年金保障がある。その上に自分たちの掛けた年金が上積みされる。だから老後になって働けなくなるとか、病気で働けなくなっても生活できないことはないのです。最低生活保障、日本で言うと生活保護法なのですが、それよりももっと充実した最低生活保障があります。健康上の問題や失業して生活できなくなれば、生活できるだけの所得保障がある。学校卒業後に就職口がなくても生活保障はあるので、専門学校に行って技術を学ぶこともできる。こんな話をすると夢のような話、おとぎ話のように聞こえるかもしれませんが、先進国ではそれが常識です。日本

の現実が非常識なのです。

4．雇用における賃金や労働条件の不平等や格差の是正

　いまや日本は先進国のなかでは賃金が上がらない国になりました。最低賃金はやっと 1000 円を超えましたが、最低賃金は韓国の方が上です。労働者の 4 割が非正規雇用です。もちろん EU でも非正規雇用はあります。けれども雇用形態に関わりなく均等待遇です。ただ雇用期間が限られているとか、雇用形態がパートで勤務時間が短いというだけで、時間賃金や社会保険（医療・年金）や労働保険（雇用・労災）にかかわることはみんな原則均等です。格差・差別がなく同じように働いて同じように賃金を得て同じような条件なら、雇用形態が違っていても、お互いに支えあい良いチームワークで働くことができますよね。

　日本は雇用形態の違いによって、お互いに競争、分断させられているから、国際的にみても社会全体の総合的な労働者の社会的条件は相当落ちてしまった。しかも今の日本は年金制度も非常に悪くなっている。年金だけでは生活できないという状況が作られています。定年を超えても、再雇用や定年延長で働かざるを得ない状況です。60 代以上の高年齢労働者が増えていて、その年代の安全衛生・健康が問題となっています。いま高齢になっても健康で働き続けられるような条件づくりが必要ですが、一方では高齢社会になっている社会の在り方も視野に入れる必要があります。

　大事なことは自ら発言すること、問題や改善すべきことを気づいたらどんどん言っ

PHN ブックレット 24　117

ていくことで、その中心には労働組合の力は大きいです。労働組合の力で改善してきた経験を持っている先輩の人たちが率先して若い人たちにそのことを教えたり一緒に共有したりする。支えあうような人間関係を取り戻していくということが、雇用における賃金や労働条件の不平等の格差を是正していくことにつながるのです。

30年前公務員は正規雇用が当たり前でした。公共というのは正規雇用で、国民の税金を使って、みんなの幸せを作るということでした。これが新自由主義の構造改革路線の中でガタガタ（社会保障・社会福祉・公衆衛生の後退）にさせられました。それを担ってきた政権党も今企業献金・裏金問題でガタガタになっています。

どういう政治をやっていくのか、どう税金を集めてどう使うのか、どういう行政をやるのかは、誰が決めるのかと言えば一人一人の国民なのです。国民の中で問題がわかっている人、何とかしなければと思っている人、そういう人がどしどし発言・発信して連携共同しながら改善する流れをつくっていくことが必要です。政治を国民の力で変えてゆくことです。

保健師の中の取り組みも同じです。保健師の要望は国民の期待と同じです。保育所の保育士も配置基準を改善して定数を増やせという流れをつくっています。教員も同じです。声を上げて連携・協同しながらすすめていくことが大事です

5．過労死を予防し健康で人間らしく働ける企業・事業所

この日本の状況の中でも、過労死を予防し健康で人間らしく働ける企業・事業所もあります。私は産業衛生学会や労務理論学会や社会医学会にもかかわっていますが、働く人たちの状況はいま非常に問題で何とかしなければならないという議論がかなりあります。議論の積み重ねの中で、日本でも健康が守られやりがいを持ちながら、しかも企業として発展している企業、ホワイトと呼ばれるような企業があります。

例えば、岐阜羽島駅の近くに未来工業という会社があります。ビルのスイッチを作っている会社です。競合する会社はパナソニックです。ここは就業規則で残業が禁止です。賃金は公務員並みか公務員より少し多い。一時金も退職金も当然あります。それで大半は正規雇用で、ごく一部に派遣とパートの人もいますが均等待遇になっています。残業が一切なく、週休二日制、年休は20日以上あって完全取得です。それで1年に1回は会社を休んで慰安旅行があります。このコロナ禍では控えていましたけど。3年に1回は海外旅行で、ハワイなどに行っています。だから希望者が殺到して、5人の採用に対して1000人くらい申し込みが来た。ここは労働組合がないですが、労働者参加の安全衛生委員会もあるし、労働者にかかわることは労働者代表制で協議をしてきちんと決めているので、会社が一方的に決めていない。

この企業は劇団をやっていた人たちが劇団と合わせて協同組合的な形で事業を始めたものです。演劇活動をしながらなので、残業などやっていたら時間が無くなるので、仕事は定時にして残業は禁止した。仕事が終わったら演劇活動をやる。そういう

形で出発した企業が、いまはここまでの労働条件です。夏は完全に仕事をストップして夏季休暇1週間休みを取る。その時関係会社から注文あっても、うちは休みだからと全部お断りする。みんな一生懸命働いて技術レベルも高いから、パナソニックと競合しながら十分やれている。

寒天を作っている長野県のかんてんパパの伊那食品の特徴も同様です

こうした働く人が健康で元気でやりがいをもって働いている企業・事業所は共通性があります。それは憲法に基づく労働者保護法（労基法・労安法、労契法など）がしっかり守られていることです。そのため労働条件・働くルールは賃金（生活給に基本の年功型賃金）で成果主義はない、労働時間は8時間労働が原則で、残業は36協定で規制し、あっても少し。雇用は正規雇用（年功賃金・一時金・退職金、労働保険・社会保険加入）が基本で非正規雇用労働者も若干いますが、均等待遇が原則で、お互い支えあいながら、朝の挨拶、職場の笑い、雑談もあるゆとりのある職場です。このような働く職場、働く環境をつくりだしています。日本でも現にこうゆうところもあります。

日本の過労死・過労自殺（自死）・過労性疾病をなくしていくためには、1日8時間労働制の確立が必要です。8時間は眠り、8時間は働き、8時間は自分と家族と社会活動など自由な時間のために使うことができ、そのための労働時間法制改正による法的規制が必要です。本当に厳格な上限規制をやるとか、努力義務になりましたが11時間以上の勤務間休息のインターバル

規制をやる。EUやILOはこれが労働時間基準になっている。勤務が終わってから次の勤務までどのくらいの間隔を空けるのかがインターバルです。なぜ最低11時間かというと、8時間の睡眠と最小限の日常生活をおくる健康維持のために必要だということです。日本は努力義務ですが、義務化をめざしながら、職場でこれを定着させる。これが導入されると1日の最長勤務時間が13時間で規制できます。長時間の連続勤務も規制できますので、この法的規制が必要です。

6．いのちと心身の健康を守る労働安全衛生を職場に

すべての労働者、正規雇用も非正規雇用も、民間の中小零細企業の人も、働くことで安全確保と健康が守られ安全衛生管理体制が必要です。いま日本の労働者でこの状況にあるのは3割あるかないかです。皆さんの職場はその中に入っていますが、入っていても今の状況なのですから、労働安全衛生の体制がない職場はもっと状況が厳しいわけです。

職場状況や働き方を改善させるためには労働組合を強く大きくしていくこと、労働者や労働組合の意見を無視して勝手なことはさせない。一人一人で言うときびしいこともありますが、まとまってみんなで言えばやれる。憲法28条で労働基本権が認められて労働組合をつくって対等な立場で交渉せよということになっている。労働組合は社会的な存在で、労働組合法で役割と権利がしっかり保障させています。労働組合活動をすることで、差別をしたり干渉し

たりしたら不当労働行為として罰則があり処罰されるのです。

いま、労働組合の存在と役割が新たに注目されています。それはこの間、異常な物価高で生活が非常に厳しい。また雇用による差別の問題もありますから、要求を実現するためにストライキで自分たちの意思を示そうということで、特に全労連を中心とした春闘共闘、中立系の組合も含めて、一昨年からストライキが打てるようなバージョンアップした労働組合としてみんなで頑張ろうじゃないかというとりくみがすすみ、ストライキが顕著に増え始めました。

去年の春闘の場合ですと、全医労という医療関係の労働組合が統一ストライキを打ちました。ストライキをやって自分たちの主張を唱えることは、欧米や世界でも広がり、あたりまえのことじゃないかという雰囲気になってきています。連合系の組合の中でも、そごう西武がストライキをやって自分たちの雇用確保の意思を示しました。

労働基本権というのは雇われて働く人だけではなく、自営業者的な労働者・個人事業主も労働組合法の労働者なのです。例えばプロ野球選手会は労働組合なのです。以前にストライキをやってパリーグを縮小する動きを食い止めました。併せて退職金制度を作ったり、セ・パの交流戦を導入したり、今のプロ野球のルールや条件をつくっていく上ではプロ野球選手会の労働組合のストライキと取り組みが、労働組合の存在と役割を示しました。

自治体に働く保健師の方は自治体の組合ですから、自治労連や自治労に参加されている方も多いし、公務公共一般という非正規雇用の組合、中立の単独組合もありますが、いま労働組合の存在とあり方が問われています。いまみんなで参加してみんなで頑張る組合であることが非常に大事です。

7．労働行政の縮小

法律に基づいて正しくやっているかをチェックする労働基準監督官やそれに技官や事務官が、自治体と同じく、どんどん減らされています。労働基準監督官が非常に少ない。そのため監督官を増やし、この権限を強化しない限り、法律を守っていくことがなかなかできない。ブラック企業が出てくることになっていく。問題があったところに立ち入ったら、6割が法違反をしている。労働時間の問題があって入れば、2割が法違反になっている。いまここの組合である全労働が、監督官含めて労働行政に関わるメンバーを増やすことと、権限を強化して法違反を許さない労働行政をやる必要があると言っています。これは労働行政という公務労働の重要なことです。

8．ハラスメントを防ぎなくすための ILO 条約

この間に問題になっていることはパワハラを含むハラスメントです。人間関係が悪いことがハラスメントを生むわけですが、これによりさらに職場環境が悪化することになります。

日本のパワハラ防止法は大変不十分なものですが、中小企業も含めて義務化されました。法律でパワハラはいけない、防止をしなければいけないとなりました。しかしこの防止法はパワハラを職場の上下関係の

中でしか見えないということもあり、非常に不十分なものです。ILO が暴力とハラスメントを禁止するという 190 号条約をつくりました。職場の暴力とハラスメントを無くしていくことが大事だということで、日本政府は賛成しています。

労働組合の代表である連合も当然賛成ですが、経団連は棄権です。世界の流れから反対はできないのです。このハラスメント条約を批准して、日本の不十分なハラスメントの法的規制を整備することは大事ですし、法律が改正できる前であっても、職場のハラスメントをなくすためのルールを労働組合が交渉し、安全衛生委員会の中で協議してハラスメントをなくすルールづくりをすることができます。そのために ILO 条約・勧告はとても参考になりますので活用して職場に活かすことが必要です。

9．ハラスメントをなくすためには

ハラスメントをなくすためには、お互いの人格を尊重し、人間の尊厳にもとづいてお互いをリスペクトしながら仕事をすることが必要です。お互いに尊重し信頼して人間的な連帯感をもって仕事をするということです。そういう働き方や職場のルールや文化、職場というのはこういうもの、みんなが健康でお互いを支えあいながらお互いを尊重し合いながらお互いさまの職場だ、ということにすることが必要です。そしてハラスメントを断固として容認しない人権が守れる職場にしていくことです。

今後必要なことは、働く人は暴力とハラスメントがない職場で働く権利があることを法律上に定義して、そのために働く権利

の実現には、暴力とハラスメントの法律上の禁止規定を明示し、紛争解決・苦情修理・損害賠償、被害者支援、加害者に対する罰則・制裁などが必要だと法律上で定めることです。日本のパワハラ防止法は非常に不十分なものなので ILO 条約内容にしてゆくことが重要です。

さらに、ハラスメントは企業の持続可能性と相入れない。企業がまともに発展していくこととハラスメントとがあることは相入れないものなので、ハラスメントがおきないためにリスク評価と防止措置をとることが必要です。ハラスメントにさらされやすい職場、特に対人間関係に伴う感情労働とかケア労働と言われるところは、業種・産業・労働者と被害者に対する救援・支援・援助、そのために効果的な救済・紛争解決制度、ハラスメント職場から離れる権利などが必要です。

10．ILO 労働安全衛生条約が中核条約として国際労働基準に

ILO は、世界で暴力とハラスメントの問題があるので早く批准をして暴力とハラスメントがない職場にしようと呼びかけています。そして、この条約と一昨年に ILO の総会で労働安全衛生についての条約を中核条約と位置づけました。155 号条約が日本の労働安全衛生法のような基本条約で、これを厳格に職場のルールとして定着させなければいけないとしています。このためそれがしっかりできる労働行政にしないといけないし、法律上も罰則規定を含めて安全と健康が確保される法律に違反の罰則も強めていかなければならないのです。

日本はこれを批准していませんので批准が必要です。

それとILOの労働安全衛生条約の基本条約にもう一つ187号条約があります。これは労働安全衛生の促進的枠組条約と言って、労働安全衛生を推進しようという条約です。これを日本は批准しています。この条約を批准した経過は、世界では労働者のいのちや健康や安全を守らない企業経済活動をすることは許されない（労働者の人権を守らないビジネスは許されない「人権とビジネス」）、多国籍企業として海外に展開して国際的な経済活動をやる時に、この条約を批准していない国から企業が来ることはダメだということになって、日本も批准したのです。これを批准したことで労働安全衛生は一定前進したところはあります。

いま基本条約の155号条約が未批准ですので、これを批准しなければなりません。日本の働くルールでいのちと健康を守るためには、ILOの1号条約の8時間労働制とこの労働安全衛生の155号条約を批准して法制度に活かしていく。それとあわせて、労働組合や職場の安全衛生委員会などを活用して、職場での働くルールづくりを職場の労働者が声を上げながら活動をすすめていくことです。

11. 「構造改革」という政治路線

企業利益最優先の「コストカット型」の新自由主義の新日本的経営路線が経団連を中心とした大企業の経営政策になっており、企業の経営活動に影響を及ぼして、それが大きな問題になっていることを話しました。それを政治のレベルで言うと新自由主義的「構造改革」という政治路線です。これはまさに公共を民営化して、公衆衛生や社会保障や社会福祉を後退させるものです。制度は悪くするし税金もつぎ込まないし、そこで働いている人も減らす。やることといえば、大企業の利益につながるところには予算や制度もつくる。それと大きな問題は大軍拡です。いま国家公務員全体の4割が防衛省の職員と自衛隊員です。だから国家公務員のうち、国民の生活や社会保障社会福祉教育の事業に直接かかわる人は6割です。4割が軍事防衛関係です。さらに政権は軍事費を増やして戦争を準備する方向ですので、平和の問題が大きな問題になっています。大軍拡と大企業の利益最優先のために税金は使うというあり方自体が、それでいいのかということです。この間、消費税だけはバンバン上がっていく、その割に法人税、大企業の税金の割合が大幅に下がっている。それから最も所得を得る金融資産、株の配当などで利益を得ている富裕層への課税も少ない。

日本は税金の取り方も使い方もアメリカ、大企業、大資産家中心で、労働者・国民本位ではない。それが私たちの生活や働き方に直結している。いま、それを担ってきた政権党自体が裏金金権腐敗でガタガタになっている。では未来や次に向かってこの政治をどのように労働者・国民本位にしてゆくのかが大きな課題としてある。政治の在り方も視野に入れながら、自分たちの働き方や地域住民の健康をどう守るのかにつないでいくことが大切です。

12. すべての職場と労働者にいのちと健康を守る労働安全衛生の確立を

私はいのちと健康を守る全国センターの役員もやっていますし、過労死家族の会や過労死弁護団とも一緒に活動しています。過労死を無くしていくということや労災認定を適切にすすめることと健康で人間らしい働くルールをつくることをつないですすめることが必要です。過重労働を防止することとハラスメントをなくすことがいまの厚労省の労働行政の重点になっています。こころの健康を守るメンタルヘルスが大事だということでストレスチェック制度も入りました。これも有効に活用して改善につなげていかないと形だけになってしまいます。

パワハラ予防のパワハラ防止法ができること、労働時間管理の徹底化を図ること、過労死や過労死自殺・精神障害の労災認定基準の改善（大幅に変わるわけではありませんが）など運動していけば一定の改善はすすんできました。

こういう動きをすすめながら、保健師として自分たちが働くことや、地域住民の圧倒的に多くが働く人と家族ですから、その働き方や働く環境や生活の在り方とつないだ保健指導がとても大事です。働く人や国民全体（公衆）のいのちと健康を守る（衛生）ことにつながっています。

13. 労働者・労働組合と労働安全衛生活動

労働組合の存在と役割が徹底的に大事です。労働組合は労働者の自主的な組織です。労働安全衛生の問題も含めて、労働者にかかわるあらゆることを要求に取りまとめて交渉してたたかうことができます。その結果要求が認められて妥結したことは労働協約という形で一番強い職場のきまりになります。労働組合と認めたことはそれに沿って就業規則も変えなければいけません。併せて労働契約も変えなければいけません。労働組合と取り結んだことが職場の働くルールになるのです。これをさらに拡張適用して、地域や同じ産業や業種でもその水準にしてゆくいくことがとても大事です。労働組合の社会的影響力の拡大です。

それと法的に義務付けられている安全衛生委員会・衛生委員会は、半数は労働者参加です。この委員会は労働者の健康と安全を確保していくことを目的に、労働者の意見を聞いて解決するために審議・協議する場です。そこには産業医や安全管理者や衛生管理者、安全衛生推進者、衛生推進者などが産業衛生スタッフとして参加して、巡視活動もやり、出された問題の解決するために審議をやるのです。これは月1回以上やらなければならないのです。しかも業務として時間内に。時間外になれば残業代を払わなければならないのです。月に1回、労働安全衛生委員会で労働者の安全と健康問題で改善を図るチャンスがある。労働者が安全と健康に問題があると提起したら、労働者のいのちと健康を守ることは事業者の責任と義務（安全配慮義務・健康保持責任）ですので、予算がないとか、すぐにはできませんとか本来は通らないのです。審議は議事録にしなければなりません。問題が起こったら事業者（主）の責任が当然問われるのです。労働者のいのちと健康を守ることは最優先課題で、事業者（主）、自

PHNブックレット24　123

治体なら当局ですが、事業者（主）に義務づけられていることです。われわれには権利として保障されていることです。

最後に提起したいこと

まとめのコメントです。日本でも国際労働基準であるILO条約1号（8時間労働制）をはじめとする労働時間・夜業条約と労働安全衛生の基本条約155条約・暴力とハラスメントをなくす190号を批准して、この基準で労働法制を改正して、すべての働くもののいのち（安全）と心身の健康（衛生）が守られる働くルールを法的規制する

ことが必要です。

それに労働組合を強く大きくして労使が対等な立場で交渉・協議して労働条件を確定してゆくことができるようにすることです。さらに労使で結んだ労働協約を業種・産業、地域で拡張適用させて労働組合の社会的規制力をつよめてゆくことです。

労働組合運動と過労死をなくし健康で働くルールをめざす市民運動・社会運動とが連携共同し、こうした方向を政策に掲げる政党・政治勢力とも連携して、労働者・国民の要求と政策を実現する政治の民主的変革をめざすことも重要です。

第56回全国保健師活動研究集会報告

基礎講座2

児童虐待、ヤングケアラーなどへの課題、保健活動としての支援のあり方を考える

大正大学　**近藤直司**

I　講義「問題行動を示す子どもの理解と支援」

1　ヤングケアラーと多問題家族

山梨県の精神保健福祉センターと中央児童相談所を兼務していた時期が15年ほどあります。当時、山梨県では、一時保護した子どもは全員「医学判定」をすることになっていたので、年間170件くらい。一時保護した事例ですから、虐待ケースとしてはちょっと重い事例でしょう。ある研究会から、虐待を受けた子どもに起こる問題について発表を依頼されたので、その年度に自分が書いた判定記録をひっくり返してみました。

この時、特に依頼されていたのは、虐待を受けた子どもの「うつ」についてでした。男の子はあまりはっきりした「うつ」にならないけど、女の子の場合は、10歳以降は結構はっきりした「うつ」が生じることがわかりました。また、これは昔から言われていることですが、非行と「うつ」は結構密接に関係します。特に女の子の非行事例は、表に出ている問題は非行だけれど、よく話を聞いてみるとかなり明確な「うつ」

であったりします。

その他、「問題行動」として、盗む子たちのことも書いています。あとは、「多問題家族の中で暮らす子ども達」。これを書いたの2019年ですが、この時は「ヤングケアラー」って言葉はあまり一般的ではありませんでした。「ヤングケアラー」という言葉が後で出てきて、よかったなって思いました。こういう子たちがいるということは、我々や皆さんのような人は知っているけれど、そうではない人たちは、あまり知らないだろうと思っていましたから。社会的なつながりもないような家庭が多いですから。ヤングケアラーという言葉が新聞などで取り上げられて、社会的な課題になってきて、行政施策にも位置付けられてきたので、良かったと思います。

「多問題家族の中で暮らす子ども達」というのはどういう事例かというと、経済的困窮、貧困、親の身体疾患、精神疾患、アルコール問題、犯罪歴、離婚、再婚、結婚してなくても年中いろいろなボーイフレンドが出たり入ったりする、親の交際相手との同居、別離、転居転校の繰り返し、お母さんがSNSで知り合った人と結婚すると

PHNブックレット24　125

か言って、急に神奈川行って1週間で山梨に帰ってきたとか、そのたびに子どもが転校させられているとか。

そういう家庭のこどもは、もう新しい環境で友達作ろうという気持ちはないんですよね。どうせまた転校させられるから。学校に友達作ったって仕方ないから、学校外の交友関係の方があてになる。

一時保護には至らないけれども、さまざまな問題が重複しているようなケースを、ここで多問題家族と呼んでいます。乳幼児健診に来なければ、通常の母子保健サービスの中ではなかなか把握できないかもしれないけれど、保健師さんたちはいろんな形でこういうケースに気がつくでしょう。こういう生活環境に置かれている子ども達は、多くは外向的問題より内向的な問題の方が目立ちます。外向的な問題っていうのは暴力とか、外で悪さするとか、そういうものです。表にもあまり出ていかないでうちにいる、不安が強くて内気、そのような場合を内向的な問題といいます。引きこもり、不登校とかそういう問題です。

こういう子たちは自己評価が低くて、自分のうちが普通じゃないっているのはわかっているので、他の人からどんな風にみられているのかということがすごく気になります。親が病気のこともあるし、病気のおじいちゃんの面倒をみていて、それで学校に行けない子がいたりします。特に、うつ病とかパーソナリティ障害みたいなお母さんがいたりすると、少しでもお母さんの負担を軽くしようと思って、子どもはいろいろと気を使ったりします。「お母さんが元気でいてくれるように、きみはいろんな

ことを考えるんだろうね」と伝えて、どんなことをしているか聞くと、具合の悪いときは騒がしくしないようにするとか、子どもなり考えてやっています。だけど、「それでお母さんが少し元気になったりすることもあるかい?」って聞くと、「ない」と言う。いろいろ気を使っているんだけれど、それが実るということがあまりない。あまり報われない。自分が頑張るとお母さんが元気になるとか、自分が頑張ると状況が変えられるとか、そういう体験に乏しいので、自己効力感が乏しくなり、希望や理想を抱いてもしょうがないっていう心境になってきます。今より良くなろうという気にもならなくなってくる。無力感が強くなる。自分の無力感に打ちひしがれることが続くと、あきらめてしまう。勤勉性、コツコツ頑張るみたいなそういう児童期の発達課題が満たされないんでしょうね。それで、頑張ることもしなくなるし、エネルギーも乏しくなる。

周囲には、学業とか運動とかで活躍している子ども達がいます。勉強ができるやつ、運動ができるやつがクラスにいる。その子も本当は賢かったり運動能力が高かったりして、もうちょっと環境が整っていれば自分だってあれくらいできるのに、と思っています。だけど、勉強できる環境じゃないし、運動しようにも靴だってろくに買えない。

訪問してみると、幼稚園の頃から使っていたような小さな布団に寝ていたり、年齢相応の文房具やスポーツ用品を揃えてもらうなんてこともない。だから運動もできないし、そんな時間もない。自分の生活環境

だってもう少し整っていれば「できたよな」っていう気があるので、かなり切ない思いをしている。本来持っている力が発揮できないわけだから。

2　こどもの支援　強みを見つける

こういう子達と関わる援助者は、今みたいな話をちゃんと尋ねて聴いてやることが大事だと思います。訊かなければ話しませんから。訊いて話してもらう。それから、こういう子達と関わる援助者は、その子の持っている強みに目を向けるということを、まずお勧めしたいです。例えば、考える力や語る力、こういうのを心理的資質といいます。環境が整っていないので成績は悪いかもしれないけれど、物事を考えたり語ったりする力が高いときには、「あなたは、考えたり語る力がすごく高い」とちゃんと伝える。それから、ほかの同年代の子たちが経験していないことをたくさん経験しているし、いろんな気づかいをしながらやってきた人達なので、立ち居振る舞いとか、大人との付き合いとか、そういうのはすごくうまかったりする。

他にも、強みというのはいろんなところに見出せるはずです。なんか力になりたいと思わせるような人柄なんていうのも強みです。もし、この子が普通に学校に行って活動していれば、この子と友達になりたいと思うやつはいくらでもいるだろう、同年代の子から仲良くなりたいと思われるような魅力のある人柄、こんなことも強みです。

数人のグループでなんか悪さしたやつがいて、そのうちの一人が学校の先生につかまった。先生が、誰とやったのか言えと迫るけれども、そいつは「一人でやった」と言い張る。先生はあいつとあいつが一緒にいただろうって言っても、「いなかった」と言い張る。学校の先生は怒って「こいつは嘘つきなんですよ」と怒っている。でもこれは、仲間を大事にする見どころがある奴だとも言える。嘘つきなお前と思っている人と、友達を大事にする見どころのある奴と思ってくれている大人、どっちに本当の気持ちを話すかって言えば、それはもうはっきりしています。

強みをきちんと見出して、「友達を大事にする見どころがあるよね、あんたは」とちゃんと伝えてあげると、いろいろな話が聴けるかもしれません。そういう強みをその子が理解できるようにはっきり伝える。家事の一部を担っていたり、精神的に不安定な親を労ったり、叱咤激励したりしながら暮らしているわけです。違法薬物の使用で拘置所から帰ってきたお母さんを叱ったり、でも叱ってばかりだとお母さんまたへそ曲げるのでちょっと褒めてみたり、いろんなことしながら暮らしているのです。そういう家族を支えてきた、過酷な体験を乗り越えてきた子どもたちなので、「苦労人」とか「○○家の大黒柱」と呼んだりすることもある。

平均的な生活をしてきた子たちにはないような社会性や生活力というのを持っています。そこもきちんと伝える。「君はほかの子たちがしないことを経験して、乗り越えている人だから、そういう力はすごい」ということを伝えます。また、あきらめないで努力した方がいいということも伝えます。「高校なんて行かなくていい」な

んて子もいますけど、これまで勉強していない人は、これから1か月でもやった分だけ伸び代があるんだからやったほうがいいよと、「君が学校に行ったら友達になりたい奴はいっぱいいるぞ」と伝えます。「そんなことないよ」と言われても、「そんなことある！」って。そうやって高校受験まで励ましたり。中学までは厳しかったけれど、高校から見違えるように元気になる人はいっぱいいるということも伝えたい。実際、高校生になってみたら、友達ができて、「女の子に告られちゃった」なんて言って、元気になって外来を卒業していく子もいます。

　皆さんは親御さんを支援する機会が多いかもしれないけど。子どもを中心にお話ししてみました。

II　グルプワークまとめ

①先生の言われた「問題行動だけでなく、強みを見出す」ってところは大事。

②保健師だけでなく、児童福祉を経験や、生活保護のワーカーをされている方もいる。児童虐待やヤングケアラーは生活全体の、家族全体の話になってくるので、他機関との密な連携が大事だという話が出た。

③今困っているケースの話で、先生の言われた「多問題家族」。父は難病、母はアルコール、成人しているが長女が出産して自分の乳児を面倒を見ながら、下の弟や妹面倒を見ながら家庭を回しているケースの支援に困難さを感じているという話があり、共有。

III　DVD 視聴
「0歳児と養育者の関係」

IV　解説

　乳幼児健診の会場にパーテーション作って、お母さんに「10分間子どもさんと遊んでください」と言って撮らせてもらいました。「10分間遊んでください」と指示されているので、本当は眠かったり、おっぱいだなとわかっているけど、無理して10分間頑張って遊んだりしている人もいます。その中で、関係性の良い母子を選んでDVDは編集してあります。ですから、良い母子関係の典型例。実際2割くらいは、すごく心配な人たちがいます。10分間子どもと遊べないような人もいるし、触れない人もいるし、子どもが投げかけてきても、全然キャッチできない人もいました。

　後半に出てきた親子で、とげとげのおもちゃをバチャバチャやっているうちに、顔をぶつけちゃって悔しそうにして、お母さんにへばりついていた子がいました。ああいうのを「アタッチメント」「アタッチメント行動」といいます。お母さんがきちんとキャッチするから、子どもはキュー（合図）を出す。もしお母さんがキャッチしなかったら子どもはキューを出さなくなります。

　例えばお母さんが「うつ」だとすると、子どもがこっちを見ているというのに気が付けなかったり、助けを求めているのに気が付けなかったり、気が付いていても反応できなかったり。そうすると、子どもの方

がキューを出さなくなってくる。そうすると アタッチメント行動も乏しくなり、不活発になる、そういう悪循環になっていきます。

「うつ」の何が困るかというと、「うつ」になると、受信できなくなって反応できなくなる。それで子どもが不活発になっていく。

他にも、子どもがディスエンゲージメントキュー出して、指しゃぶってそっくり返っているのに、無理やり遊ぼうとしようとしたりする人もいる。「それって、ちょっと休ませてっていう合図だよ」と教えてあげるだけでも、役に立つかもしれないし、こういうのは保健指導にも使えると思います。

V　講義
「ケアマネージメントの技術」

1　児童相談所のはじまり

「虐待と発達の偏りが疑われる男児のケース」を紹介します。

このケースに必要だと思われる支援課題がこの一枚に網羅されています。プランニングが白紙になっているので、この課題に対して誰がどんな風に関わるかというのが埋まれば、このフォーマットは完成という状態です。インテイク、アセスメント、プランニングという作業過程になっています。これは障害者ケアマネジメントの方法で、本来はプランニングの右にモニタリングという作業過程があります。自分たちが立てたプランがうまくいっているかを確認する。例えば4つのプランがあって、1、3、4はうまくいっているけど、2番が全然走らないって時に、どうして走らないかをも

う一回考える、それがモニタリング。アセスメントは、本人については生物、心理、対人関係の特徴、それから環境という構成です。生物というのは体のことで、資料によっては身体や肉体という言葉が出てきたりします。心理は心で、精神という言葉が出てくるときもあります。「からだ」と「こころ」と「環境」という枠組みでケースを見ていくということです。

歴史を少し話すと、一つは精神医学から始まっています。1940年代から体と心と環境をバランスよく見ようということを考え始めた精神科医がいました。もう一方は、公衆衛生。国際連盟保健機関の専門家たちが1943年の文章の中で、健康について考えるのに、肉体的、精神的に良い状態で、清潔な居住環境を重視するということを言い始めています。当時は第2次世界大戦の真っただ中で、ヨーロッパ、アジア、太平洋地域でも戦禍が拡大して、それぞれの戦地での感染症対策をやっていた頃です。でも、頭の中では、その先の健康増進のことを考えていた。この人たちが考えていたことは、第2次世界大戦が終わって、WHOが結成されて、健康の定義に結実するわけです。

一方では精神医学から始まり、一方で公衆衛生から、からだ－こころ－環境という3次元モデルが、いずれも1940年代に出てきます。その後1977年、エンゲルという人が、こういう考え方を「生物－心理－社会モデル」と名付けました。これはインパクトがあって、体の病気を見るのにも、心と環境を見ていく必要があるということが、1980年代くらいからアメリカやカナ

ダを中心に医学教育の中心概念になります。医療系の学生全員にこのモデルを教え始めたわけです。

それから福祉の領域にも、この考え方が使われています。たとえば児童童相談所は、「医学判定」「心理判定」「社会診断」という3つのアセスメントに基づいて児童の処遇を決めています。組織自体がからだ－こころ－環境モデルですね。はじまりは1917年のボストンです。少年非行に対応するために始まったチャイルド・ガイダンス・クリニックは、医者、心理、ソーシャルワーカーという構成です。体を診る人、こころを診る人と、家族や環境を診る人、この枠組みがはじまります。

日本の児童相談所は、連合国総司令部の手配で、この作りを指導されている。それが、いまの医学診断、心理診断、社会診断なのですね。日本の児童相談所が始まったのは1948年で、これは日中戦争・太平洋戦争に負けた後で、何が支援対象だったかというと、戦争孤児、当時は浮浪児と言われていたんだけれど、こういう子たちがたくさん発生して、こういった子たちをどうしていくか、家族のいない子たちも沢山いたと思うし。家族がかろうじていて、家族支援して回復したりする人もいるのかもしれないけれど、この子たちをどうするかという課題がありました。

この時期は、児童相談所は養育者捜しに奔走していたようですが、その後、チャイルド・ガイダンス・クリニックに倣って、からだ－こころ－環境モデルが整っていったのでしょう。また、このモデルは、相談支援事業（障害者ケアマネージメント）に

も導入されています。

模擬事例として、発達に問題のありそうな年長児さんで虐待リスクも少しありそうなケースをお配りしました。年長児の男の子と、心配なお母さんがいる。保育園の園長だけがかろうじて母と関係が持てる。三歳児健診を受診してないとか、地域のサービスもうまく使えていない、そういうケースです。

まずはインテイク、情報を収集し、それをアセスメントする。アセスメントするときに身体のこと、心のこと、対人関係・環境とに分けて、そこから支援課題を抽出します。この事例では、6つないし7つの課題が抽出されています。最後に一番右のプランニングです。そういった使い方です。これを見ると、すぐ使えそうだと思うかもしれないけれど、ちゃんと使おうとすると結構難しいですよ。

2　シートの作り方（図1）

何に気を付けて作るといいか、少し解説します。私自身が保健師、心理、福祉という多職種のチームで仕事をしてきて、情報と評価・アセスメントの違いを共有するのが難しかった。情報と評価の区別。情報・エピソードは、「子どもが怒ってドア蹴っ飛ばしました」「子どもがこう言っています」「お母さんに聞いたらお母さんはああ言っています」みんな三人称。評価するっていうのは、「お母さんがそう言ってるのを私がどう理解したか、私がどう解釈したか」「子どもがドア蹴っ飛ばして怒ったのは、なぜなのか。こういう事で怒ったのだろうと私は推測している」。「私は」で言葉

図1　アセスメントのためのフォーマット記入例
タイトル：ネグレクトが疑われる年長5歳男児の保育園における
他児とのトラブルと家族支援を検討するケース

インテイク （情報の収集・整理）		アセスメント （評価）		プランニング （支援計画策定）
情報 （見たこと、聴いたこと、データなど）		理解・解釈・仮説 （わかったこと、解釈・推測したこと）	支援課題 （支援の必要なこと）	対応・方針 （やろうと思うこと）
・他児と一緒に行動ができず、他児とトラブル ・ブロックが好きで1人で没頭して遊ぶ ・電車の図鑑が好きで、電車の名前をたくさん知っている ・いつも同じ服を着ている	本人について	生物的なこと （疾患や障害、発達の遅れ・偏りなど） ・知的な遅れはなさそう ・特定の物への興味関心の強さや切り替えの悪さから、自閉症の特性が疑われる ・いつも同じ服を着ているのは、自閉症的なこだわりによるものか、ネグレクトか不明	①虐待と生活実態の把握（母親の養育能力や父親の収入も含めた確認） ②A君へ特性の把握（受診勧奨、発達相談、療育等の必要性）	
・朝の支度や着替えなど自分でしようとしない ・担任に促された周囲の子が一緒に遊ぼうとしつこく声をかけたり、周囲の子がA君の分まで片付けてあげようとすると他児を突き飛ばしたり、物を投げることがある		心理的なこと （不安、葛藤、希望、自己感、認知、内省性、感情統制、防衛機制など） ・周囲からの介入が多く、嫌なことを回避したり、言葉で伝えるのではなく暴力的になっており、我慢ができなくなっているのではないか。	③保育園の体制整備（発達特性を踏まえた指導や園生活への配慮、本児との関係づくり、家族への対応） ④保育園への技術的支援	
・担任はA君が1人で遊んでいることが心配で、友達と遊べるように促すことが多い ・周囲の子は一緒に遊びたがらなくなった ・担任はみんなと同じようにやらせようと熱心に指導し続けているが、集団行動ができないA君の指導に悩んでいる		社会性・対人関係の特徴 ・自分本位に遊びたい思いが強く、他者と協調できず、孤立し始めている。 ・社会性の発達に問題がありそう	⑤家族への養育指導	
・3歳児健診未受診 ・父親の子育てに関わる状況が把握できない ・保育園への持ち物やお便りが未提出 ・担任は母親の育て方が悪いと感じている ・母親は担任を避けているが、園長の声掛けには応じている ・同級生の母親がスーパーで泣き叫ぶA君への母親の強い叱責を心配して園に連絡した ・母によれば、異父兄は高校を中退し、仲間と喫煙、飲酒などに耽っている	環境について	〈家族〉 ・父親と母親のA児への子育て状況がわからない ・母親の養育力と関係機関を的確に利用する力は低い ・心理的虐待の可能性あり ・異父兄には非行問題がありそう 〈保育園〉 ・A君と両親ともに支援の必要性を感じているが、役割、対応について整理が必要 〈友人・近隣など〉 ・他児はA児との関わりを避け始めている ・母親の支援者がいない	⑥就学に向けた支援体制の準備 ⑦異父兄へのアプローチ？	

PHNブックレット 24　131

化しないとアセスメントしたことにならない。例えば、一緒に働いていた保健師が子どものケースの面接をやって、報告してくれた。「子どもがこう言っています」「ああいって言います」それで、「それはどういう風に理解できますか」とこちらが聞く。そうすると、「私はこう思っている」と言ってほしかったんだけど、それが言えなくて「うーん……、お母さんはこう言っているのですが」と。これは、情報と評価の区別がついていない人との典型的なやり取りです。そこの区別がつかないと、5年やっても10年やっても、20年やっても、情報しか言えない専門職になってしまう。

　ここで、「私はこう理解した」と言えるかどうかがすごく大事で、この真ん中のアセスメントのところは一人称でないとダメなのです。ここに三人称が入ってきちゃうのはダメなのです。それからもう一つは、情報のところは知っていることをみんな書こいてはダメです。このフォーマットには書き順があって、真ん中から書く、アセスメントや課題あたりから書き始めて、情報のところはそのアセスメントの根拠となった情報・エピソードだけを書く。このケースについて知っていることをつらつらつらつら書いちゃダメです。アセスメントの根拠になったことだけ選んで書く。これを徹底してやると、自分のアセスメントや支援方針の根拠がはっきりする。これを根拠に、こう思って、こうやろうと考えている、ということをコンパクトに人に伝えられれば、ネットワーク支援はうまくいきます。

　そうじゃないと、「あの保健師、何を言っているのかさっぱりわかんない」と言われてしまう。なんでそれが必要だと思っているかさっぱりわかんないと。そういうことをクリアするために、根拠をはっきりさせるということを意識します。情報のところには、アセスメントの根拠になったことだけを厳選して書きます。

　あとは、「こんなことが起こっているからどうしましょう」じゃなくて、「なんでこんなことが起こっているか」まで行きたい。この「なんで？」を考える時に、体のことと心のことと対人関係・環境のいくつかが絡み合って問題が起きていると考えます。

　「こんなことが起きている」と「なんでこんなことが起きている」には相当な違いがあって、支援方針もずいぶん変わってきてしまう。例えば、子ども家庭支援センターでは、家からお金の持ち出しの問題の子どものケースも結構あります。そこで金銭の持ち出しを、両親に家の金銭管理をしっかりやってもらうというプランを立てる。これはセーフ？　アウト？　これは、聞いた瞬間にダメなんです。「なんで？」がないからです。

　家のお金を持ち出すには何か理由があるはずですよ。よく覚えているのは、先輩から恐喝されていた子。その子を恐喝から守る、そういうプランに行き着くべきなのに、家の金銭管理なんて言ったら、追い詰められて自殺しちゃうかもしれない。あとは転居・転校した先で全然友達ができなくて、寂しくってお菓子を買って配っていた子、こういうのはときどきあります。そうすると、その子の友達づくりを支援するというプランに辿り着かないといけないのに、家の金銭管理なんてやっているだけで

は、全然子供は救われない。そんなわけで、「なんで?」まで行くと、プランが大きく変わるということです。

「こんなことが起きています」ではなくて、「なんでこんなことが起きているか」まで行きたい。そうすると、「なんで?」がまだわかっていないことに気づくこともあって、そういうときは、どうすれば「なんで?」がわかるようになるかを、課題やプランに加えるといい。例えば、今カツアゲの話と友達づくりの話をしましたが、カツアゲの話は子どもはそう簡単には話せない。「なんでこの子が家のお金を持ち出すのかわからないけれど、なんだか口ごもって言いにくそうにしているし、何か欲しいものがあったのかと尋ねると首を横に振る。子どもが先輩にカツアゲされていたことを話せるようになるには、しっかり関係を作らないといけない。そうやって、「わからないので、この子とじっくり面接をして関係を作っていく」という課題プランが必要になってくるかもしれない。そんなところが大事です。

あともう一つ。根拠がしっかりしていて一人称でアセスメントされ、支援課題を示し、プランニングするということは、このフォーマットの左から右までつながっていなければいけない。これを根拠に、こういうアセスメントをして、こういう課題があると考え、こういうプランニングをしています。

右から左でもいい。我々が、これが必要だと思っているのは、こういう根拠があるからです。これができれば関係機関にもわかってもらいやすい。さらっと書いてあ

りますけれど、結構しっかりと作ってあるフォーマットなのでご参考になればと思います。

3 ケース支援

皆さんのところによくあるケースです。5歳の男の子Ａ君、この子は保育園でほかの子と一緒に行動ができない、他児とのトラブルが多くて、それが問題としてとらえられて事例化したケース。ブロックで何か作るとか一人で遊ぶのが好きで、放っておけば、ずっと一人で遊んでいる。電車の図鑑が好き。電車の名前や車両番号とかマニアックなことを知っていたりして、知的な遅れはなさそう。一人で好きなことしているのが好き。保育士さんは、Ａ君を何とかしてあげたいという気持ちが強い。朝の着替えや支度を自分でしようとしないので、一つ一つ細かく声をかけてみんなと同じようにやらせようと熱心に指導している。好きなブロック遊びを一人でやっていると、「Ａ君も誘ってあげて」と他の子に誘いに行かせたりする。他の子は先生に言われたから「Ａ君、一緒に遊ぼう」って言ったり、親切な子が一緒に片づけようとしたりなんかすると、Ａ君は怒ってその子を突き飛ばしたり、物を投げつけたりする。みんなと一緒に活動しないけど、みんなと一緒に遊びたいのではないかと思われる。最近は周りの子たちも、関わろうとすると突き飛ばされたりするので、Ａ君を避けるようになっている。

集団活動ができないし、周りの子たちも困ってしまっているし、保育士さんも悩んでいる。その他、詳しいことは今のところ

PHNブックレット24　133

分からないけれど、A君は3歳児健診を受けていないらしい。また、A君がスーパーで泣き叫んだりなんかしているのをお母さんが大声で叱ったりしているのを、他の保育園のママが見ていたりなんかして、ちょっと心配だと保育園に相談したりしている。

そう言えば、A君はいつも同じ服を着ているし、お母さんは園で使う持ち物を持たせなかったり、おたよりの返事も提出されないことが多い。保育士さんはお母さんの養育が不十分なんじゃないかと感じている。

お父さんはトラックの運転の仕事をしているらしいけれど、どんな人なのか誰も知らない。担任の保育士がお母さんに話しかけたりしてもあまり反応してくれない。唯一園長が声をかけると話ができるので、園長が家族対応のキーパーソンになるのかなと思われる。

それから、このお母さんは再婚をしていて、前の夫との間に16歳になっているお子さんがいる。A君にとっては異父兄。この16歳のお兄ちゃんは、高校を中退した後、飲酒、喫煙、深夜徘徊をしていて、お母さんはどうやらそっちをかなり心配しているようにも見える。それで、A君にまで気が回っていないのかもしれない。こんな事例です。

それで根拠になった情報が左に書いてあって、真ん中にこのケースのアセスメントが書いてあります。書き順としては真ん中のアセスメントを書いて、その根拠になる情報を書く。課題はいろいろあって、6つか7つ上がっています。一番は「ネグレ

クト」になっているのではないかというのが、虐待と生活実態の把握。母の養育能力とか、父の収入とかもう少し確認したいというのが課題の①。課題の②は、A君に発達特性をもう少し詳しく把握したい。自閉症特性はないのか。③は毎日過ごしている保育園。A君は孤立しているし、他の子は嫌がっているし、保育士は悩んでいるし、この保育園の体制を整えられないだろうかっていうのが③。ちょっと扱いづらい子どもなので困っている保育士に、後方支援できないだろうかっていうのが④。⑤は家族、この場合は特にまずはお母さん、お母さんに養育指導とか支援とかそういうことができないだろうか。番号は優先順位も考えてつけています。お母さんのことはもっと上でもいいかもしれない。年長なので、そろそろ就学のことが心配。そろそろ就学に向けてどうしていこうかというのが⑥。やるかどうかはまだわからないけれど、どうもお母さんはお兄さんのことを心配しているという情報があるので、もしかするとそっちを先に手伝ってあげるといいのかもしれない、これが⑦。

以上、こういう課題を抽出してあります。誰が、どのように支援していくかは地域によっても自治体によっても少し違うかもしれない。最後のプランのところを話し合ってもらおうかなと。このフォーマットはネットワーク支援には便利です。

4　グループワーク

5　まとめ

うまく使えるようになると、保健師に

とっても便利だと思います。ぜひご活用ください。関係機関が集まったケース会議なんかで、なかなかうまくいかない。今日は日曜日だからやっていないけど、平日だったら終わりの見えないグダグダ会議を日本全国津々浦々で一杯やっている。このグダグダ会議をどうやったらもう少し減らせるのか。こういったフォーマットを上手に使いましょう。課題に過不足がないかをお互いに確認し、課題に対してどうやって役割分担するかをきちんと決める、このフォーマットが完成しさえすればいいのです。時間内にこれを完成させて、コピーして持ち帰って、全体としてはこういう支援プランで、うちはこれを引き受けてきましたと報告できる。こういった会議が一時間でできれば、これまでのグダグダ会議で死にそうな思いをすることは減らせます。

このフォーマットを作って5分でしゃべるっていう研修もやっています。根拠になる情報を厳選するのに、よい訓練になります。

第56回全国保健師活動研究集会報告

基礎講座3

依存症を学ぶ

ひがし布施クリニック（名誉院長）**辻本士郎**

1　今の日本は依存症社会で多くの依存症がある

依存と嗜癖とは、どちらも気分を変えるという目的のためにある行動が強迫的に繰り返す現象だ。依存は物質へののめり込み、嗜癖は行動へののめりこみと使い分けているが今回は依存に統一する。病的になると依存症と症がつく。その際、強い病的な欲求、クレイビング（～を強く欲しがる）が生じ、離脱期に離脱症状がでることもある。満足できず強迫的行動が増え、コントロールできなくなる脳の病気である。

依存症には、アルコール・タバコ・薬物・ギャンブルの依存のほか、最近はゲームへの依存も増えている。まだ脳の出来上がっていない未成年者が対象となることも多く、これから病気として治療対象となると思われる。

日本は、依存症大国であり、酒、処方薬、市販薬、タバコ、インターネット・買い物・仕事・借金・暴力・スポーツ・ストーキングなど多様な依存があり、社会に影響を及ぼすため依存症対策が肝要である。

アルコール依存症の歴史を考えると、産業革命の頃に低所得者にジン乱用、依存、そして依存症が増えたことがあり、時代背景として依存症をとらえることが大切である。また、病気であると認識されずに、長い間個人の責任とされていたため陰性感情や偏見の問題もあり潜在的な患者は多い。COVID-19の蔓延の時期に大阪でパチンコが出来なくなったため、和歌山や奈良のパチンコ店に客がどっと流れているのを見て、改めてギャンブル依存症の多さを認識した。いまや依存症の増加は大きな社会的な問題となっている。増加の原因としてはさまざまであるが、例えば少子化、未婚者や独身者の増加など家族の変化や、共働きで女性が仕事だけでなく家事や育児、介護などからくるストレス、情報社会の発達による人と人の対面の減少、スマホの普及からオンラインギャンブルへのアクセスの良さ、ギャンブル産業のCMなどの増加など社会の変化が関係している。格差社会、また地域社会の崩壊、コロナ禍などから、不安・孤独・貧困なども増加し、生きづらい社会となったことが影響している。今インターネットの普及でスロット・競馬・競輪・競艇などが24時間オンラインでできる状

況が、ギャンブル依存症を助長させている。これも時代が作り出した依存症である。

2　依存症の治療

産業革命以降依存症が増えたが、治療は関連企業との戦いであった。プロ野球でさえ、現在はゲーム会社が参画している時代である。アルコール関連問題について声を上げれば酒造組合からの大きな反発があった時期がある。依存症治療や施策は関連企業の協力なしには成り立たない。

精神科の医師の中にも依存症は自己責任であるという人が多い。依存症は、脳の病気であって誰にでもなりうる病気であるという認識は十分に広まっていない。今は、ニコチンは100％健康に悪いものであると誰もが知っており、治療薬もできて禁煙外来で治療をするようになった。アルコールに関しても、同じように、身体障害、精神障害など健康への悪影響や社会問題、家族問題、生活困窮などがあり、最近ではニコチンと同じくアルコールは百害あって一利なしと考えられている。アルコールは発癌物質でもある。

糖尿病の患者を、「この病気は自己責任だから診ない」などという医師はいないが、アルコール依存症の診療を拒否する医師は精神科医の中にも多くいる。止めないのは意志が弱いからだと思われてしまう。本当には、本人もアルコールを止めたいと強く思っているが「わかっちゃいるけど止められない病気」である。酒で肝臓を悪くして「酒を止めなさい」と医者に言われても、意志の力で止められない病気であり、

やめる方法を具体的に教えなければやめられない。やめる方法を知らないからやめられない、そして自分を責め、やけになり悪循環となって自己肯定感を失い、さらに飲酒量が増え、酒に逃げる病気である。

なぜ、アルコール依存症にこのような偏見が生まれるかというと、アルコール依存症の人は暴力を振るう人、意志の弱い人という誤解があるからである。これまでの診療経験で、病院で暴れる人はいない。むしろ生真面目で、ワーカーホリックのような人が多い。

日本のアルコール依存症者数は、推定107万人と言われるが、受診して治療しているのは約5万人、残り102万人は未受診で多くの人はアルコール関連疾患で一般病院に受診しているが依存症治療はなされていないために、専門治療にかかる前に病死、事故や自殺で亡くなっている人が多いと思われる。受診しないのも誤解・偏見があるからである。

ギャンブル依存症も脳の病気であり、誰でもなる可能性がある。カジノの誘致が決まってから厚生労働省もホームページで情報を発信し、予算を付けて対策に取り組みだした。ギャンブル依存症は、はじめはギャンブルをして勝てば気分が高揚し快感を得られるが、次第に勝っても感覚がマヒして快感を得られなくなる。より大きい快感を得ようと増々深みにはまるという悪循環になる。借金が増えそれを返すためにさらに大きな金額を賭け、借金が増えるために犯罪や自殺のリスクが高くなる病気である。

ネズミの実験ですが、アルコールを飲み続け依存症になったネズミに与えるのを止

めると身体が震えるようになる。これは離脱症状で身体依存が形成されたからである。また離脱症状が出ていない段階でも、嫌な刺激（例えば電流）をもろともせずアルコールに突き進んでしまう。人間の場合も同様で、家族に「酒を飲むなら離婚」「身体悪くして死ぬよ」と言われても飲んでしまうのは精神依存から生じる病的な渇望が生じるからである。この渇望が依存症の中核症状である。

　日本では酒に関して寛容であり、タバコのCMと比べても飲酒渇望の引き金となる。飲酒して記憶を無くすことが続くと脳の萎縮が進み認知症になる。アルコール依存症の終着点は、認知症になる、死ぬ、断酒継続する3つのいずれかである。アルコール依存症治療のむずかしさは、「自分はいつでも酒はやめられるからアル中ではない」と否認することである。

　アルコール使用障害の深刻さを知るための自己診断テストにAUDITがある。このテストで15点以上あれば依存症の危険がある。20点以上あれば間違いなく依存症であるという判定となる。アルコールで身体を壊したときなどに、内科医などがこの検査を行って、判定結果により専門医療機関や断酒会・AAに繋げるということが定着できれば未治療の依存症は減ると考える。認知症の長谷川式とかうつ病のチェック診断テストのように診療報酬が取れようになると一般医療でも普及するのではないかと考え提案しているがなかなか実現しない。

　缶ビール500ml一本を肝臓で分解するのに男性で酒に強い人でも約4時間を要す

る。アルコール依存症は24時間でも分解できないような大量の酒を飲み続けると猛毒であるアセトアルデヒドを分解するために異なる代謝が生じ、麻薬用の物質になるために病的な渇望や離脱症状が出るという仮説で説明すると理解を得やすい。

　最近は、脳の血流を画像で示すこともできる。例えばアルコール依存症の患者にビールのCMを見せれば、脳の報酬系の血流が増え神経が興奮し渇望を生じる。これが進むと前頭前野の働きが低下して大脳辺縁系が本能・感情に支配される。

　ギャンブル脳を研究している医師に、アルコール依存症の脳については研究をしないのか尋ねたことがあるが、「アルコール脳は壊れているから研究にならない」と言われた。ギャンブルはまだ脳が機能しているが、アルコール依存症は脳が委縮する。しかし、ギャンブル依存症でも脳の認知の歪みが生じ、ギャンブル脳になってしまう。

　最近では、依存症の薬物療法、クレイビング＝渇望に効果がある薬物が出てきた。病的飲酒渇望は脳で起こる。実際に薬が効くのはアルコール依存症が脳の病気であるからである。統合失調症も薬物治療の進展で脳の病気とわかってきた。どちらも脳の病気だ。脳の病気だが、依存症は、患者本人の生き方、価値観、成育歴、人間関係の困難さなどが関連し、複雑に絡み合って起こる、社会・家庭の問題とも言える。

　例えば、アルコール依存症を親に持つ子どもが成人してから男の子の4割がアルコール依存症になり、女の子の2割がアルコール依存症の人と結婚すると言われている。虐待を受けて育った子どもが成長して

薬物依存など依存症となることも多い。本人は、「決して親のようにならない」「親のような人と結婚しない」と思いながらも結局同じようになることが多い。このことを世代間連鎖という。

依存症の構造として、人間関係の困難・認知の歪み・経済的貧困、生きづらさ、自己存在の危機などが大きく影響しているため、脳の病気といっても周囲の支援が必要である。回復においても社会・環境の問題が大きく関わり、再発の誘因となることが日本では多い。

支援者となる人、保健師さんなどは生活歴・家族歴・成育歴などの確認が重要である。また、自助グループは治療に欠かせない。今ここで生きることの意味の発見をしてもらうために自助グループは必要なものである。

依存症患者は「飲みたい」「止めたい」の二面性を心に持っている。口では「酒で死ねたら本望」と言っていても、実際に何かあれば救急車を呼ぶ。

余談ですが私は、死亡診断書を書いたことがない。アルコール依存症は、飲酒しての死亡はほぼすべてが孤独死や事故・自死であり、死体検案となる。

依存症患者をなくすためには、不適切な飲酒、大量飲酒をなくす必要がある。まず、未成年者の飲酒を止めさせることが大切で、依存症は社会の問題であるという意識を持って欲しい。自死する人は本人の問題ではない。環境・社会・疾病の問題である。

依存症には相談対応する機関が必要で、行政が窓口となって保健師が相談を受けることも多いと思われる。虐待の背景にもア

ルコール依存症が関連しているケースも多く、保健師の関与は重要であり、多職種多機関での連携が必要である。

依存症を引き起こしやすい薬物について、2010年にイギリスで調べた研究によると、アルコールが断トツで1位、2位がヘロイン、26位がタバコとなっており、ベンゾチアゼピン系の睡眠剤などが10位の順位であった。この中で、嗜好品として扱われているものにタバコとアルコールがある。タバコに対しての取り組みは、日本でも、喫煙場所の制限、健康への悪影響をパッケージ表示、値段を高くすることに始まり、医療機関での禁煙治療を行うことで効果を得ている。同じことをアルコールでも行えば効果は出ると思われるが、各酒造メーカーの反発があり進まない。例えば9％のストロングが流行しているが、500ml1本でも純アルコール量36gで女性の生活習慣病を高める飲酒量の20gをはるかに超えてしまう。それが水より安い値段で売られていることは問題であり酒類業界の取り組みは日本では遅れている。

男性の飲酒運転検挙の約5割のアルコール依存症お疑いであると言われているが、その対策もできていない現状がある。その他多くのアルコール関連問題がある。

例えば、アルコール依存症の治療のため強制的に入院し、飲酒を止めると本人が固く約束して退院したとしても禁酒できることはまずない。大阪では1970年頃からの取り組みとして、行政が保健師や精神保健福祉士などが入院を勧め、納得の上に開放病棟に入院し断酒と断酒会参加の動機づけを行い、退院の前に断酒会とのつながりを

結べるよう支援して退院後の再発予防は断酒会がになうという大阪方式が生み出され効果を上げている。

飲酒を止めさせることはできないということからはじまり、多くの支援者の連携で本人のやめたい気持ちを引き出すことが肝要である。強制的に止めさせようとする試みは人権侵害に触れるため、何とかしたいという気持ちを動機づけ面接などで引き出し本人の健康な気持ちと周囲の協力、地域や自助グループが三位一体となって進める必要がある。

3 アルコール依存症治療の難しさ

糖尿病患者に、血糖を下げろと言っても意志の力で下げられるものではない。アルコール依存症の治療においては非難、説教、強制は逆効果である。まずねぎらいと良いとこ探しをして自己肯定感を高めることが必要である。昔なされていた直面化や対決は好ましくない。もしも妻が「お酒を止めなければ離婚する」などといった直面化の場合、最悪のケースでは患者は自死に至る危険性がある。

当院の場合、医師以外に看護師は当然だが、それ以外に精神保健福祉士、公認心理士、作業療法士、管理栄養士、医療事務、検査技師などが携わり、多職種で連携して治療に取り組んでいる。「私は酒を飲でいません」と言いながらプンプン酒の匂いがする人や「私は何も問題がありません」と言う人がいるが、許容的・共感的な会話から本音の話ができるようになると治療は進みやすい。依存症患者は、実は自身では

はっきりと自分の酒の飲み方が普通でないとしっかりと理解しているので否認するのである。否認があるのはわかっている証拠である。

外来で診察するときには、まず「よくこれまで生きて来られたね」という話からはじまり、酒とは別の世間話をすることも多い。私は強制入院させた患者は一人もいない。まず本音の話ができる環境を作り、患者にどこまでも寄り添うことが大切である。

昔は、「アル中」は全員断酒会に繋げ、家族ぐるみの病気のため家族も家族会に巻き込んで繋げていた。今は家族のいない単身者も多く自助グループである AA を利用している。

また依存症は自殺とも関係している。ギャンブル依存症は借金問題から自殺するケースがあるから注意を要する。生涯自殺企図経験率は、ギャンブル依存症で約40%、アルコール依存症で約30%、薬物依存症で55%と言われている。

よくギャンブル依存症と発達障害との関連について質問を受けるが、実は思うほど多くはない。患者さんを見ていると、人の話を聞かないところや衝動性がある、リスクを顧みないなど、よく似た面があるがこれはギャンブル依存症の症状である場合も多い。

ギャンブル依存症の診断基準は9つほどあるが、特に認知のゆがみが大きいと思われる。「これだけ負けたから、次は勝つはず」「次こそは勝てる」と思って延々し続けるケースや負け続けた時には「取り戻さないといけない」「取り戻せるはずだ」と

思い込んでいる認知の歪みがある。今はインターネットの時代だからアプリやユーチューブも危険である。借金を家族が肩代わりするケースが非常に多いがこれはギャンブル依存症を助長するものである。本人が「もう絶対しない」と固く約束しても借金を肩代わりしてもらうことをおぼえるとまたギャンブルにはまりさらに大きな借金を作ることはよくある。

オンラインギャンブルは手軽にでき危険である。初めのうちはわざと勝たせて調子に乗らせ、その後負け続けさせて、負けた分を取り戻したいという心理を逆手に取られることが多い。ギャンブルは犯罪にもつながることも多い。

4　薬物乱用と薬物依存の違い

アルコールを飲む人のすべてがアルコール依存症にはならない。長期間に渡って乱用するうちに依存症となる。ヘロインは、医療機関で鎮痛剤として使用されることもあり、適切な使用方法の下では依存症にはならない。

日本では麻薬取締法違反で逮捕されても、初犯であれば執行猶予がつく場合が多い。裁判所に提出する書類作成のために弁護士の勧めで医療機関を訪れ、治療のきっかけとなる場合があるが、この場合は裁判が終われば治療から脱落することが多い。覚せい剤など再犯となると厳罰となり場合によっては刑務所に送致される。刑務所でも再犯防止のために教育体制などはあるが、病者でなく犯罪者という扱いである。そのため出所してから医療機関や自助グループなど、治療や支援が受けられる機関に繋がるケースは少ないのが現状である。

よく、薬物乱用禁止ポスターのキャッチフレーズに「覚せい剤やめますか？　それとも人間やめますか？」というものがある。覚せい剤を使った者は人間扱いされないような受け止め方になるため、再三この表現はやめてほしいと私は伝えているが、行政側は「止めて欲しいメッセージを強く伝えたかった。この言葉が一番伝わると考えた」と返答され、なかなか止めてくれなかった。

パブロンゴールドという市販薬があるが、多量に飲むと高揚感があり、依存症となる人が多い。また、エナジードリンクも出回り、死亡例があっても販売継続されている。薬物が、薬局でなくてもネット通販などで簡単に手に入ることも問題である。

薬物中毒の当事者は、薬物で肝臓などが悪くなっても「あの時薬があったから生きられたと思う」という。「人は裏切るけど薬は裏切らない」「人は裏切るから信頼できない。薬が唯一信頼できるものだった」という10代の患者がいた。ヤングケアラーが話題になっているが、その背景にも依存症がよく見られる。親に甘える時期に甘えることが出来ずに育った子どもは自身を見失いやすいのだと思う。虐待や小児逆境体験、トラウマを持つ人が依存症になりやすいことはよく知られている。

処方薬依存の現状について述べる。依存をきたす睡眠薬や抗不安薬の処方としては、ベンゾチアゼピン系の薬物が多い。イギリスではこれを1ヶ月以内に止めるというガイドラインができているが、日本では長期にわたって、デパス、ハルシオン、マ

イスリー、ロヒプノールなどが一般医で処方されることも多い。依存を引き起こすことは容易だが、それから抜け出すことは大変難しい。これからの課題である。

5　ゲーム依存症について

①ゲームに没頭する状態が 12 ヶ月以上継続している。
②コントロール障害がある。（ゲームを制限することができない）
③日常生活の何よりもそれを優先させてしまう。叱られても何しても続ける。
　以上、あてはまる人はリスクがある。
　今は子どもの機嫌をとるために簡単に携帯ゲームをさせて育児をしている親がいるがとても危険である。音や視界から入る刺激で敏感になり、前頭前野が刺激され、健康被害が発生する。依存症になると寝る間も惜しんでゲームをして、トイレに行く間も惜しんでゲームに没頭するようになる。病的である。

6　支援の技法

○動機付け面接法
　診察でも活用しているが、保健師業務のなかでも様々な場面で役に立つので、ぜひ学んでほしい。対象者自身の矛盾に気づき矛盾を解消し自ら動機づけをして行動変容を引き出す方法である。具体的には健康になりたいという目標ができるよう働きかけ、健康になることを計画して、そのために自身がどう行動するべきかを自身で見つけられるよう支援する技法である。

○認知行動療法
　認知のゆがみを直して行動を変えるというものであるが、注意しなければならないのは引き金を知り引かないことである。覚せい剤依存症の患者に、角砂糖の写真を見せた場合に、覚せい剤を思い出させ、「やりたい」という気持ちを再燃させるといったことが引き金を引く行為である。ケースによっていろいろな引き金があるので、注意を要する。
　このほかに、自助グループがあるが、これは実際に参加して体験談を聞くことを勧める。

7　依存症関連の対策

　アメリカでは、1970 年にヒューズ法が制定され、アルコール依存症への対策が総合的に行われた。近年、タバコ対策に一定の効果が見られたことから 2010 年頃に、自助グループやアルコール学会などから「タバコの次は酒の対策に取り組もう」という流れがあったようだが、酒造組合など業界の反発で頓挫した。
　諸外国で、アルコール対策をしていない国は？　と問われればまず日本が挙げられると考える。日本ほど手軽に酒が手に入る国は少ない。自動販売機は減少したが、スーパーマーケット、ドラッグストア、コンビニエンスストアで 24 時間簡単に購入できる。そして値段もミネラルウォーターよりもストロングの酎ハイが安く手に入る。海外では規制が厳しく、購入の規制、価格の引き上げ、広告の規制、アルコール研究への助成などでアルコール消費量の減少、ア

ルコール関連問題の減少、依存症の対策強化がなされている。

8　支援する人の心がまえ

現場で依存症対策に取り組んでいるのは、保健師以外では介護職の人が熱心である。保健師は地域支援として家族全体の健康問題に対応する必要があるが、依存症問題は当事者だけでなく家族を抜きには支援できないので、保健師の役割は大きいものがある。

支援にあたって重要なことは
・当事者は誰でも「どこかでやめたい」と思っていることは間違いないということを踏まえて当事者の話を聞くことが重要である。
・病的渇望は、統合失調症の幻聴と同じで、病気の症状であると捉えること。
・医療従事者は特に、当事者の生活、家族、生き方を地域支援者とともに考える姿勢
・当事者が悪いのではなく、そこに至った環境や社会にも大きな問題があることを踏まえること。

私は、この病気を治すためにはその人の背景を知り、家族支援だけでなくもっと広い視野で地域支援のほか、環境や社会構造の問題にも目を向け、国の施策や方向性にも目を向けなければと思った。そして地域ネットワークを構築して社会資源をつくり、支援機関をもっと増やしたい。偏見がまだ残っているが、普通の慢性疾患としては内科などの医療機関が診ていただきたい。地域での支援や環境改善をすすめるためには行政の役割も大きいと思う。

目指す社会としては、
・依存による暴力・貧困・家庭崩壊・犯罪のない社会
・依存症を予防ができる社会
・依存症で悩む当事者や家族が相談しやすい社会
・問題が起こったら支援や治療が受けやすい社会
・治療により回復することが出来たら就労支援が受けやすい社会
・依存症に対する差別や偏見がない社会
・依存症に悩む人がいない社会

そんな社会を皆さん方と一緒に協力して作りたい。依存症治療は自分探しの旅であり、多職種・他機関の連携が必要である。支援するにあたっては抱え込まずにみんなで依存症対策に取り組みたい。

第 56 回全国保健師活動研究集会報告

分科会 1

高齢者問題と地域づくりの課題

講師・助言者　**篠崎次男**

報告：日野和江（多賀城市）
司会：小野寺初枝（元墨田区）
　　　横山弥生（江東区）
参加者：24 名（20 代 7 名（学生 2 名含）、
　　　　30 代 1 名、40 代 3 名、50 代 7 名、
　　　　60 代 6 名）

1．ねらい・すすめ方

　保健師の分散配置はますます多くなり、コロナ禍以降感染症担当の保健師は増えているが、高齢者福祉関係はどうでしょうか。高齢者の問題は、認知症・介護保険の様々な課題・ゴミ屋敷・孤独・不安と数えきれない。しかし、保健師は国の政策に次から次へと対応せざるを得ず、ハイリスク対応か委託先に紹介するなど、生活の実態を見る余裕がない状況が慢性化しているのではないでしょうか。この分科会では職場の実態・課題を出し合い、現在の活動について多賀城市の保健師にレポート報告をしていただきます。その後講師よりグループ活動がなぜ大事なのか、どのような意味があるのかをお話しいただき整理してもらい考えていきたいと思います。

2．グループワーク（自己紹介、職場で感じている課題、参加の動機）

3．多賀城市のレポート報告
　　日野和江（多賀城市）

（多賀城市）人口 62,066 人、
　　　　　　高齢化率 25.7％

①コロナ禍による日常生活の変化
　「とてもあった 33.3％」「あった 47.6％」「ややあった 19.0％」

②変化の内容
　「外出する機会の減少」「友人知人と会う回数の減少」「地域活動社会活動の参加の減少」「会話の減少」「筋力の低下」「体力の低下」

③介護サービスの利用控え
　「とてもあった」「あった」「ややあった」合わせて 85.7％

○認知症施策の課題
・認知症初期集中支援チームはアウトリーチに消極的。

・介護が長期に渡り、家族の負担が増大。また身寄りのない高齢者の支援には入院や施設入所でも時間がかかり課題がある。

4．講義

（1）高齢期問題とは

　高齢期問題とは私なりに整理してみると、加齢に伴う生活上の困難である。この課題が家族や地域社会の変化の中で、さらに複雑さを増してきているのではないかと思う。

　私は二番目に生まれた男なので次男というのですが、兄弟は全部で９人いるのです。私の下に７人、女の子が２人であとは全部男の子なのですが、それぞれが家庭を持っていますから、集まると凄いのです。親が働けなくなって、面倒を看なくてはならないとなったら、全兄弟が少しずつ金銭を出し合ってそれなりの暮らしができるようになっていました。家族力というものが私の親世代の頃までは有効に活きていた。ところが私の世代になると、子どもが一人か二人で小さな家族になっていて、家庭の保健力や育児力がかなり貧しくなってきていると思います。親から長年積み重ねてきた生活の知恵みたいなものが継承されなくなってきている。そのようなことが高齢期問題をより複雑にしていると思います。そこを補完する意味を込めて、まちづくりというのが登場していると思います。

（2）まちづくりとは何か

　ここでいう地域づくり・まちづくりとは地域住民の自主的な連帯、人々の連帯、人々のつながりです。暮らしに必要な人々のつながり、改めて振り返ると町内会というのは近隣社会の人々の連帯づくりの要になっていたと思いますが、現在では役所の連絡網という役割に特化されています。あるいは地元の神社のお祭りの実行委員会とか、地域社会の暮らしとの関わりや役割が失われていると思います。

　その中で保健所の利用者のグループづくりは、まさに地域づくりの核をなすと思います。これが上手くいっていないので、そんな風に言い切ってよいかは私自身も疑問に思いますが、どこの保健所・保健センターに行っても地域活動づくり、グループづくりを熱心に取り組んでいると思う。もう少し増やしていけば、そこで学んだ人々が連帯づくりを身につけたり、そのような力が町内会に機能してかつての本格的なまちづくりに繋がっていくのではないかと思う。しかし、中々皆さんの保健活動はそこまで機能していないのだと思います。

　情報は20年前と違い凄く豊富になって、知識は身につけているのではないかと思うが、その知識を健やかに生きることに生活力として活かしきれているかとなると問題がある。知識はあるのだけどそれに応じて生活力は豊かになっていない。そこをどうするかが一つの問題となっているではないかと思います。

　よく考えると役所の中では高齢者問題を取り扱う窓口というのは無いんです。高齢者問題も分解していくと生活の問題は生活保護であったり、あるいは年金の問題は年金課であったり、病気のことは医療だとか色々な専門分野のところに仕分けされてい

くが、仕分けしきれない日常の細々した暮しの問題というのは残ってしまう。この問題をどうするかというのが高齢期問題の核になっているように思います。それを解決していくのが人々の連帯づくりになるではないかと思う。

（3）保健師と地域づくり

ところで、まちづくりに何故、保健所＝保健師が出てくるのかということですが、何かが契機にならないと人々の連帯というのは出来ていかない。そういう点では保健師がすすめている地域の保健活動のグループ化というものは、課題の解決にマッチしていると思う。健康の問題というのは暮らしの問題でもあります。社会の環境など色々な問題と関連させないと健康問題は解決できない。つまり地域社会の問題でもあるわけです。皆さんのやっている地域保健活動というのは、社会問題としての高齢期問題と直結してくる形になっていると思います。

現実に地域保健活動のグループ活動を見ていると、そこに参加してくる特に男性の方は圧倒的に高齢者が多いです。退職後のタイミングでないと中々参加できないというのもあるが。地域保健活動では健康の問題を取り上げて、健康に生きるということを学習したり、皆で誘い合って集団健診にいったり、あるいは健康づくりの体操を普及したりするなどいろいろな活動をやっています。その中で有効に地域をまとめていく力を持つ人々が多ければ多いほど、その力が地域に浸透していき、まちづくりに繋がっていきます。

皆さんの目から外れたところで、そこでできた人間関係が近隣社会の近所づきあい、更に地域づくりに役立てているのではないかと思います。どこまで地域の人々が保健の問題で組織的になっているかどうかということについて、まとまるかはわかりません。ただし、確実に言えるのは皆さんが行っているグループ活動に熱心に参加してきている人々は、町内会や地域活動に熱心に取り組んでいる人々と重なり合ってくるわけですね。そういう意味では、皆さんのやっている地域保健活動のグループづくりはまちづくりの担い手となる人々を育て上げているという側面を持っていると思います。

そのような保健所の役割をもっと本格的に生かしていくこと、そこにもっと力を注いでいくと良いと思います。今は、健康に関わる活動が民間でも色々な形で展開されているが、それは地域の住民を丸ごと把握し全てを健康にしていくという視点には立っていない。自分の事業活動に有利な人々を対象にしている。病院友の会でも健康活動等を展開しているが、それは自分の病院の患者を増やすとか療養生活を豊かにするとかという目的が限定されている。全ての住民を対象として地域社会の保健力が豊かになるような働きかけをしている保健センターの役割は非常に大きいと思う。そこが真のまちづくりに繋がっていくと考えています。

この活動がもう少し進むと個々の家庭の保健力が豊かになる。家庭の保健力が豊かになると、例えばがんの早期発見率が向上するとか、認知症についても早期発見で対

応できる。健康づくりも認知症対策も隣近所で力を合せ、まちづくりという視点で対応しないと成果が限定されるという課題がある。意識的に健康を求めるシステムづくりと、健康的な生活を築いていく人々の力が多いほど地域の保健力は豊かになっていく。その底上げの部分を皆さんの地域保健活動やグループ活動が担っている。

しかし現状としては、中々グループ活動の進展は難しい。そのため皆さん自身も地域保健活動にそのような期待を寄せていないのではないかと僕自身は思っています。

（4）高齢者の暮らしの動向

何故、高齢期問題で地域づくりが求められてくるかに触れてみたい。一つは高齢者の暮らしの動向にもあるが、令和3年の政府の調査によると65歳以上の経済的な暮らし向きについて、ゆとりがあると答えた人は12％、ゆとりがなく多少心配と答えた人が23.7％、ゆとりがなく心配と答えた人が7.5％です。貯金についても100万円未満の人が8.3％、200万未満が3.3％。100万～200万というのは長期入院する際に支払う費用とほぼ匹敵するくらいです。そのような貯えしか持っていない高齢世帯がかなりいるということがわかる。政府統計では、単身者の統計は出していないので、単身者がどのような暮らしをしているかについては統計的には定かではない。先日、物価高を現すテレビ画面で、60歳台の女性が小さなトマトを手に「私は年金が6万5千円で2万5千の家賃を払い、1個80円もするトマトをどうしてパクパク食べられるのでしょうか」という報道を見

てなるほどと思った。一人暮らしの高齢女性がかなり存在しているが、その方々の生活の姿をこの報道は現しているのではないかと思います。トマトの背景には米の飯、暮らし向きの問題が色々あります。

反面、元気な人も増えている。しかし、70歳で働ける職場は零細企業、個人企業くらいで、賃金は減らされているというのが常態化しているが、それ以外の人は職業を得るのもままならないというのが現状と思う。80歳を過ぎても生きるために労働が必要で稼がないと食っていけないという人が1割近くいる。65歳以上の要介護者も徐々に増えている。

社会参加について役所では色々なことをやっているが、参加する人は限定的である。そこに関わりのない人が7割近くいる。皆さんのお話しにもあったように、介護による虐待が家庭でも施設内でも増えている。この数年前では考えられなかった殺人事件までもが起きている。それから、65歳以上の10％弱が人との付き合いが全くないと答えている。今後、高齢期問題を放置していれば更に深刻さを増し、大変な状況になるのではないかと思います。

コロナ禍で把握ができなくなっているが、人づくりをしながら日々の暮らし、近隣関係をつくって生活している人というのは、保健センターの地域保健活動に参加している人以外には見当たらない。社協に行ってもそのような活動がない。人々が繋がり合い、人々の連帯によって暮らしを豊かにしていくという取組みというのは、特別な団体がやっているものはあるとしても、一般の住民を対象としたものはない。

人々が連帯して暮し向きを良くする取組みというのは、地域保健センターが取組んでいる健康づくりのグループ活動に尽きると思います。そういう意味では今日のような研修会の主要なテーマに据えて、地域のグループ活動の現代社会における仕組みを整理する、活性化するための先駆的な活動の普及を図るなどをもっとやっていく必要があるのではないかと思います。

（5）これからの課題として、保健センターの課題

　地域住民の自主的な意思に基づく人々の連帯づくりはもっとダイナミックに展開していかないといけないのではないかと思います。特に、町内会が役所の連絡網としての役割に特化しつつある中で、保健センターのグループづくりは地域づくりの核となるものとして期待されていると思う。グループ活動に参加した人々がいる家庭や地域では、際立った違いがあると思う。皆さんはなかなか把握が出来ないというが、皆さんの地域保健活動が、家庭や地域生活と結びついた生き様や地域社会における人々の連帯づくりにどのように生かされているか。PTAの保護者活動や町内会の朝のラジオ体操などにどのように生かされているかを明らかにしていくと、地域まちづくりの核になる人づくり、人を育てるということに際立った力を発揮しているのではないかと思います。

　健康に生きる力、生活力を身につける、その力を皆さんから継承してもらい、皆さんのバックアップのもとに家庭づくり、まちづくりを進めていく集団をどれだけ増や

していけるかが求められているのではないかと思います。

　高齢期問題は、生き方にもつながるもの。この問題に取り組む時に地域づくりから考えようとする理由はその辺にあるのではないかと思います。地域が豊かになるためにいきいきと生きる保健力、子育てをしていく保健力、豊かな保健力を持つまちづくりが大切だと思います。だから、どこの役所でも担当部署をもっていない高齢期問題は地域づくりについてを考える今日のテーマに繋がってくるのではないかと思います。

（6）保健所・保健センターの課題

　皆さんが取組んでいる保健センターでの健康づくり活動というのは、小さなサークル的活動かもしれない。それを少し積み上げていくということ、すでに十数年以上やってきて、それに触れた人々は地域の中に何百人といる訳です。短期間でもふれた人々は健康に生きていくということを色々な形で実践しています。そういう点で地域保健活動というのは、暮しづくりに繋がっている。まちづくりの上で非常に重要な役割を果たしていると思います。あらためて地域保健活動、グループづくりとはということについて、ここで感想でも意見でも交わしていただきたい。討議も深まるのではないかと思います。

5．参加者から一言

・私達の市のがん検診も徐々に受診率が下がっているため上げていきたい。高齢者で自分の健康に関心がある方が受診して

いると思うが、未受診の人に健康への関心を持てるような支援を考えていかないといけないという課題をみつけることができた。

・大学で教員をしているため、学生に地域を理解してもらうため実習以外で社協の活動に行かせてもらっている。社協では協働ということで互いに支える人支えられる人として障害の有無に関わらず出来ることを活動していることを見せてもらっている。例えば何をしているかというと、畑で商品にならない作物や工場で商品にならないものが集められてくるのを分配したり整理したりするフードロスの仕事に障害者や高齢者が参加して分配したものを持ち帰るという作業。

・保健師だけでやるのではなく他の団体などとも一緒にやっていけると良いのではと思う。その中で保健師の役割とは何かを考えながらやっていくことにはなると思った。

・自分の市や町を振り返ってみると確かに重なる部分があり改めて実感した。グループ支援をしていく中で、グループづくりだけでなくまちづくりや連帯づくりという視点がおろそかになっていたことを感じた。これからの業務の中で全部つながっているということを意識して取組んでいけると良いと感じた。

・保健と介護の一体的実施の事業で健康状態不明者の訪問を今年度から始め、年明けから対象者に訪問に行き始めている。90歳で87歳迄働いていたという方で今は畑で活動しており娘が毎日顔を見に来てくれ元気に過ごしている方もいれ

ば、息子と同居はしているが、息子は会社から帰っても会話もなくとても寂しいという人の話を聞いた。

・講師の話にもあったが、地域に結びついている人の家庭力とそうではない家庭があるということを実感した。アウトリーチで地域に出向くことで実情や地域の声・高齢者の声を聞くことが出来ると思っている。住民と接するという点は今後大事にしていきたい。

・昔のようなワクワクしたり、楽しかったという気持ちがわいてきた。講師の言うように地域の住民に助けられたり助けたり、保健所や社協ともつながったり色々な老人クラブなどと活動する中で町全体が元気だったことを思い出した。今はそのような活動が出来ていないが、以前は出来ていたので出来ると思う。地域の人々に育ててもらったということを思い出した。

・グループづくりを行っており、10～20年前は一生懸命にやっていた。今でもその時にできたグループの人達は継続して活動しており、つながりが出来てちょっとしたことであればお互いに助け合っており市のサービスを利用しなくても買い物や掃除など手伝ったりして助け合っている。最近はそのようなグループ活動を支援しようと思ってもなかなか出来ない、出来にくい。町内会活動も入らない人もいる。老人クラブも入る人があまりいない。今は70歳位まで働いている人もいるので、組織やグループに参加しづらい生活状況もあると思う。自分の市では健康教育も参集型の健康教室をやり、

その後OB会としてグループを作っていたが、参集型の健康教室に人が集まらないため、個別訪問して指導している。

・若い保健師も増え、指導している高齢の人達の生活がイメージできていないこともあり、指導を押しつけてしまい拒否に繋がり、個々の健康問題の解決にもつなげられないことがあり、モチベーションも下がってしまう状況でどうしたらよいかと思っているところ。

・講師の話のように高齢者の問題は生きていくことに関する色々なことが絡むため、地域づくりは大切だと思うが、今それをどうやっていけばよいのかと思っている。社協や商工会など他の組織と一緒にやっていかないといけないと思う。しかし、今目の前のこなさなくてはならない事業が沢山あり、目先のことにとらわれており、広い視野で活動していくことが難しい状況である。目先のことでも少ない予算で効果を上げるように言われている。保健師の中でも市の健康問題をどうしたらよいかを話し合うこともしにくい状況で困っている。

・保健所のような公的な施設を無料で使えて、近くにあるということがあればよいと思う。ただ、実際は町内会の役員も高齢化して役員のなり手がいない、今までやってきた伝統的な祭りや防犯・交通安全活動などをこなすので精一杯な状況である。また民生委員は生活保護や介護など困ったときに相談に行くという時代もあった。ところが今は、包括支援センターが出来て、介護については殆どの人がそこに行き役所とつながる。すると、町会

の役割が以前よりも住民向けになっていないように思う。本当はそこに保健所が入ってグループを作れたら一番良いと思う。

・介護保険を使っても、老老介護が多い。ヘルパーやデイサービスも利用するが、24時間見守りするのは介護者のため、その介護者が精神的に疲れ切ってしまうので、相談するところは保健師ではないかと思う。

・月1回でも保健師が入っての継続的な会があると、家族同士大変なことはあっても繋がっていけるのではないかと思う。これから高齢者が増えていくのでそのような活動があると良いと感じる。

・一体化事業を担当しているが、この事業の担当になり地域に出ていく機会がとても増えた。先輩方によれば、昔に戻ってきた感じがすると言っている。昔は、色々地域に行き色々な人の活動の場に出向いたり、訪問するのが保健師の仕事だったが、気付けばどんどん減ってきていた。ポピュレーションアプローチで通いの場に出ていく機会が多くあり、健康状態不明者の把握ということで対象者を全件訪問でやっている。訪問に行ってみると、元気な方が大半を占めているが、その中にハイリスクの問題を抱えて誰ともつながっていない方がある程度出てくる。その方を関係機関につなぐことばかり考えていたが、地域での繋がりをどう作っていくかという視点に向いていなかったと思った。

・地域の声聞く中で、ボランティアの方や民生委員との関係を持ち始めることが出

来たので、地道ではあるが色々な所でつながりをつくってやっていきたい。

・以前、講師の話を聞いた当時は寝たきり予防の担当として、民生委員さん達と街に出かけて健康教育をやっていた時代。地域にグループを作っていくという活動をやっていたのが約20年前。今は本当に困難なケースをすくい上げるという個別対応しかやっていない状況である。地域づくりは地域包括支援センターに委託をして任せている状況で、やりたいことがやれていないということがある。

・母子や健康部門の保健師とも、保健師として健康という切り口で関わっていくことで、地域の人々の中で健康に関心を持ってくれる人達を見つけ、繋がっていくかを考えることを常に忘れずにいたいと思った。改めて保健師の原点を確認させてもらった。

・昨年は地域づくり加速化事業というもので、兵庫県洲本市からアドバイザー派遣をして貰い、理学療法士に助言を貰い話し合いなど行った。職員と市と包括支援センター職員で班ごとに地域課題を出し合って何ができるかを考えた。私の班に町内会長さんがおり、実際に課題やそれに対して出来ることを話し合った。地域の人に入って貰うことで実情が分かり、行政だけの話し合いで絵に描いた餅になるのではなく具体的な所まで落とし込めたと思う。

・地域の中というのは高齢者だけでなく、子どもや親、色々な人がごちゃまぜでいて地域づくりというのはあるのではないか。そのような活動をずっと目指してい

たと思うが分散配置となっている。地域の人々のことも自分の担当の部分でしか見られなくなり、気が付かないうちに輪切りにしてしまっていた所があるのではないかと思った。

・60代の男性が退職後に地域とのつながりがなく、自宅で孤独死されていたという事例があった。自分の中では70代、80代の方が孤独死というイメージであったので非常に印象深かった。地域のつながりが薄い現代では退職後に地域に入るということが難しいのではと思う。高齢者問題が大きい中で、認知症予防やフレイル予防等の事業を考えがちであるが、若い世代の方を若いうちからいかに地域づくりに巻き込んでいくかも大切ではないかと思った。自分は成人期の担当として、若い世代がどのような健康のことに興味があるのかを日々考えながら、若い世代の人が地域づくりや市のやっている事業に興味を持って貰えれば、それが最終的に高齢者問題の解決や地域づくりにつながるのではと感じた

・特定健診の受診率を上げる担当としてコロナ禍で落ちてしまった受診率を上げる取組みをしている。経済的な困窮者も多い地区で、健診会場や周辺にポスター周知したが全然人が集まらず。地区に出向いて直接働きかけするしかないと思い、対象者に電話かけや地区を知るため自転車で回ってみた。事務作業に追われ現場に行くことが後回しであったが、現場に行くことで街の様子がわかった。高齢者の問題はまちの問題でもあると思う。街なかの商業施設や運動施設にも飛び込み

PHNブックレット24　151

で声掛けするとポスター掲示などして貰えた。個別ばかりでなく地域の人達がともに考えてくれ、問題解決ができたら良いと思った。

- 保健活動が地域づくりに繋がっていくということが自信になった。乳幼児健診でママとママをつなぐことも地域づくりに繋がること。

- 認知症サポーター養成講座の参加者として、高齢者配食サービスの委託会社社長に配達職員にも参加して貰えないかと声を掛けて、20代〜50代の人が参加して色々質問も出て良い講座となった。今日の話を聞いて保健師としてやれることがあるのではと思い考えることができた。

- 分散配置となり個別支援のスキルは上がったかもしれないが、昔のような地区組織づくりをやっていく大事さを実感している。しかし地域が昔と違い地区組織づくりや地域づくりのやりづらさがある。この先どのようにやっていけばよいか悩む。一人一人の力も弱ってきており、この人に相談すれば困りごとが解決するという人も高齢化していなくなっており、まわらなくなってきている。新たな担い手と言ってもいない中で、学生や民間企業も健康に関心があり地域貢献をしたい企業などとも一緒に考えていくなど新しい発想でいけると良いのではないかと思っている。

- 今日の話を聞いて保健師の仕事が好きでワクワクする気持ちと難しいなという絶望の気持ちとの両方があった。今の地域は高齢化が進み年間出生数が10人程で、

古き良き時代を感じるところもある。自身の育ってきた地域とはギャップがあり、近所の人同士で孫がどこに勤めているかも知っている密な関わりをする地域。サロン活動をしていると住民が色々声を掛けてくれ楽しく活動していた。

- 家庭訪問を一番やっている自治体で働きたいと思い、北海道の最北の村で人口3千人に保健師10人の所に最初就職した。今、外へ出られず一体1日何をやっていたのかと同僚と話すが、IT化で効率化をすすめられ、専門職でないとやれないことができない。システム化されて机から離れられなくなった。ただし、行政にいたから出来たことは、傾聴ボランティアと認知症ボランティアの両方を育成したことである。育成したボランティアは認知症も傾聴もどちらも必要と思って活動を続けてくれている。言われたからグループで活動するよりも長く続けている。自主的に活動している住民は目が輝いている。そういう生き生きとしている住民と繋がって活動していけるようにしていきたい。

- 出前講座に行き肌で感じた住民の話や出してくれたおかずの味付けが濃かった地区に行くときは、健診データを確認し脳卒中など多いという話をしたりしてつなげていくようにしていた。障害福祉の部署にいた時には個別支援が中心で深刻な相談もたくさん受けるが、訪問すると相手はよく覚えていてくれる。どこの部署に行っても覚えていてくれるというのは保健師の醍醐味と思う。若い保健師にも名前を覚えてもらえるような活動をして

欲しいと伝えている。

・高校生に認知症サポーターになってもらい、小中学校に教えに行って貰うということを考えている。どこかと繋がることで拡げていける、大変でも自分自身を肯定できるのではないかと思っている。疲れてもやり切ることで気持ちよく疲れる仕事が出来ればよいと思った。

6．講師まとめ

地域づくりをすすめるうえで核になる人を見つけ出し育てること、そしてその人々が活動する機会としての組織が必要。予防や健康づくりグループ、町内会なども含めて組織づくりを進めていくことが必要ではないか。

これまで皆さんが培ってきた専門性を総動員して活かしていくことが必要になってくるのではないか。地域保健活動や健康づくりグループ活動はどこまで地域と結びついているのかというとやや弱い。

保健講座の延長線としての活動、皆さんが育てた健康づくりに熱心な住民を実践の中で育てていく、力を発揮してもらうこと。講座を受けることが目的ではなく、講座から離れて地域に戻った時にそこから学んだものをどう活かすかということが重要になる。皆さんの活動はどこまで具体化しているだろうか。そのようなことまで考えて地域づくりを行ってほしい。知識を授けるだけではダメで生活の中で生かせるようにしていくこと。

ウロペーパーソルトというのがある、塩分濃度をチェックすることから提案、家庭の塩分量を自分で分かるようなものとしてウロペーパーの活用を提案した。健康づくりの講座で知識をさずけても、自分の健康習慣や暮しを作り替えるというのは難しい。そういう時に力となるような方策を考えなくてはいけない。そこで色々な健康チェックを考案していった。そういうものの1つに実際に住民が味見をして体験するみそ汁チェックというのを始めた。4種類の塩分濃度の味噌汁のうち、自分の家の塩分に近いものをあげて貰い、結果として薄味のものを普及していこうとなった。製薬会社にも協力してもらい塩分濃度を測れるウロペーパーを作ってもらった。生活協同組合の会員が自分の家庭で塩分測定をしながら広めていった。

生活改善を目指す健康チェックとして今では家庭で血圧測定は一般的だが、40年前は血圧測定を素人がするとは何事だと保健所に呼ばれて、診断はしない・お金はとらない（営業しない）ということで、自己血圧測定を始めていった。結果、ある住民は3か月夫の血圧測定していて町内会の飲み会の後に血圧が上がると話し、血圧を分析し生活の状態と血圧変動をきちんと重ね合わせていた。住民の中にはどんどん暮しの中で具体化する方法を編み出してくれる人もいる。町工場の人が二股の聴診器を作ってくれたりとか、地域住民の力はもの凄く大きく、血圧測定も普及してきた。

健診に行くときは、自分達でチェックした血圧測定結果など持参するため、健康手帳をつくることになっていった。健康問題は専門的で保健と医学の知識が不可欠だが、住民の中にそれを入れていくと暮しが

どんどん具体化していく方法を編み出していくということを私は経験している。住民は健康問題は生活問題として一番大事な問題だと思っている。その大事な問題を自分で考える力をつけてくれるのが保健講座なんだと思う。保健大学やその卒業後もリーダーを作り、班をつくって講師を呼んで学習しようとしていく。難しい問題については保健師に来てもらおうとなっていった。そのように、ものすごく地域の保健活動が盛り上がったことがあった。

　日常生活の中で保健や健康づくりと向き合うということが健康的な生活習慣につながり、その裾野が広がって、健康チェックということがスタートしていったのだと思う。健康チェックで健康に関心をもっていった。

　保健力は専門職の力を入れて育んでいかなくてはいけない。本来皆が持っているが専門家の力で光を当て、専門家が与えた知識を生活の中で生かすことが必要。その色々な手立てを提案していかないといけない。スライド作りや健康チェックの方法を企画した。例えば、10日間家族全員の排便の状況を調べる便チェック表など色々なものを考えた。そこで、自分の健康に関心をを持つようなとっかかりを作り始めて、便秘にならない食生活を勉強したいなどの意見が出てきた。自分で取り組んで意識した時に初めて学ぼうという気持ちになる。地域社会と学んだり、実践したり、工夫しながら普及したり。生活協同組合の組織を作っていくという経験をした。

　健康チェックの仕方は専門家から正しい裏付けに基づいてチェックできるように提案しなくてはいけない。器具の提案もしながらやってきたが、その中で健康問題というのは暮しの問題の要求の中で一番大きく、関心も高い。こちらから、まともな形で伝えればきちんと受け止めてくれると思う。最初は関心のない人もいるが、一度関心を持った人は成長していく。その点で皆さんが取組んでいる地域保健グループ活動は少数配置の職場の中で難しい状況になっているかもしれないが、健康なまちづくりの要となるため活動だと思う。もっと重視して維持していくように取り組んでもらいたい。それが健康づくりからまちづくりに繋がってくる。

　統計でも保健活動のリーダーが配置された地域と数の少ない地域とでの健診受診率や早期がんの発見率や精密検査受診率の違いが出てくると思う。皆さんが行っている地域保健活動が地域の保健行動に結びつくことが示せるとよい。

　皆さんにお願いしたいのは予防行動を重視して、もう少しダイナミックに保健力を育てる予防活動を展開して貰いたい。そこで養成した人々が活動の場を持つようにグループ化についてきちんと位置付けてほしい。グループ化は地域住民の仕事であるが、学習した人達がリーダーとして保健の知識でに発展させる努力を積み上げていけば、まちづくりに繋がっていく。それが、高齢者問題もまちづくりによって解決できる方向に繋がっていくと思う。

　養成講座などでは規模が小さい、もっとダイナミックに展開すること。ダイナミックに展開するとは、企画から実際まで寧ろ企画の時から住民の側の意見があり、保健

師が講師として関わっていくような関係性をつくっていくような活動を強めてもらいたい。

　分散配置やその他保健所は色々あり変わってきていると思うが、政府の方針が変わり保健所のあり方を変えようとしてから20、30年経っているが、今日の話ではどこの保健センターでも地域活動や予防活動はちゃんと残っている。むしろ増えてきているかもしれない。そういう点では、この活動は保健所・保健センターの核をなす仕事として実際的な位置づけがなされていると思う。それをきちんと生かし拡げていく

ことで公衆衛生活動が地域に根付いていくと思う。

　色々大変な時期だが、住民と豊かな暮らしをつくろうと、住民の心と役所の心が一致して動ける数少ない役所が保健所ではないかと思う。地域住民の保健力を豊かにしていくための講座が拡がれば拡がるほど、公衆衛生活動が地域に拡がり根付いていくと思う。保健所のあり方と住民との関係が政府によって歪められてきている。しかし、何十年経っても地域保健活動は地域住民のなかに根付いている。これからの皆さんの奮闘に期待しています。

PHN ブックレット 24　155

第56回全国保健師活動研究集会報告

分科会2　健康社会建設を目指して保健師に求められるもの

中高年世代の健康問題を考える

（石川県）城北病院　**服部　真**

担当：塚野一子（宮城県多賀城市）、
　　　鈴木　恵子（七ヶ浜町）
参加者：43名

1　講義

〈能登半島地震の状況〉

　私どもの診療所が輪島にあります。道路は寸断、基本的には車が通りません。幸い電気が通じていたのと、パソコンはほぼ動いて電子カルテが起動したために処方箋の発行ができました。直後といっても実は4日目です。正月で医者が2人とも金沢に帰省しており、道路の寸断でやっと4日に戻れました。

　『地震の不幸に加え能登という不幸を重ぬるもの』、呉秀三という戦前の東京大学精神科教授の『この病を受けたる不幸の他に、この国に生まれたるの不幸を重ぬるものというべし』と同様な状況です。

　住宅が倒壊し、道路が崩壊し、断水、停電、電話やデータ通信が通じなかったことが決定的でした。連絡が取れない、断水でトイレが使えない。何も使えない状態のままです。

　今回、僕が早かったなと思うのはドクターヘリです。それでも最初に来たのは4日ぐらいだそうですが、合計で30機ぐらい。しかし、医師が現地でドクヘリそのものの機能＝救急処置をした例は少なく、役立ったのは人や物資を運ぶことでした。問題は、ドクヘリは昼間の天気の良い時間だけで、夜とか天気の悪い時は飛べない。自衛隊か消防署のヘリじゃないとダメですね。熊本地震の時は、地震直後に横須賀からヘリ艦載機「いずも」が、実際上空母ですけど、大量のヘリコプターを搭載して横須賀を出港しました。今回はまだ来ていません。

　物資の支援にドローンが一番有効ですが、通信が遮断されたことで使えませんでした。

　避難所では感染症が多発して、うちの病院にも被災者が10人ぐらい入院していますが、半分はコロナ陽性です。自覚症状がほとんど無くても検査するとコロナ陽性。おそらく避難所ではすでに多くの人が感染しているのじゃないかと思います。避難所に責任者は一応いるのですが、自分は部局が違うのでほかのことはよく分からないと

か、誰に言ったらいいかもわからないって言う話を聞きます。縦割り行政の弊害が現れているように思いました。

　金沢に1.5次避難所ができました。本来はアパートなど次の施設に行くまでの一時待機所として、スポーツセンターや産業展示館の室内にテントがいっぱい張られています。9割が高齢者で薬が必要で、医師は派遣されていますが処方できない状態が10日も続きました。診療所開設されたのは19日です。

　今多くの方がホテルに避難しています。ホテル代は無料ですが、駐車場の代金が毎日数千円かかります。食事は3食弁当が配布されますが、昼間片付け等のため被災地に行く人が多く、大量の弁当が破棄されています。もうちょっと美味しい物が食べたいとなると食事代は自己負担です。避難してきている人の多くは病気持ちですが、医療や介護も自己責任です。

　支援もしにくいです。私は阪神淡路大震災の時、東神戸の病院に1週間後ぐらい支援に行きました。その時は、鉄道の最寄り駅から30キロぐらいの荷物を背負って1時間歩いて着きました。今回は車で4〜5時間かかり、しかも現地では寝たりできないから、現地で数時間活動したらまた4〜5時間かけて帰る、そういう厳しい状況ですね。

〈生活習慣病対策はおかしくないか〉
　本題に入ります。
　健康日本21（第3次）推進のための説明資料には「第二次の期間に目標である寿命と健康寿命は延伸したが、生活習慣病

NCDsの関連指標は悪化した。NCDsにかからなくても起こるロコモややせ、メンタル不調も予防しましょう。第三次予防、要するに社会復帰、機能訓練とか、どうやって働き続けてもらうかの対策をする」と書いてあります。そして、「自然に健康になれる環境づくり、社会環境の質の向上」、ここが大事です。

　日本での混乱は、1996年にそれまで「成人病」だったのを、突然「生活習慣病」と名前を変えたことからです。成人病の多くが生活習慣と関係があるということですが、その他の原因が無視されるというボタンの掛け違いが始まり、決定的な掛け違いは生活習慣病の中で「内臓脂肪の蓄積に起因するものだけを減らす対策をやりましょう」と2008年に決め、特定健診を始めたことです。

　さすがにそれはだめだろう、やせやたばこも大事でしょっていうことが出てきました。元々のNCDs（non communicative disease）は世界的には使われているので、これに戻す気配があるのです。日本では、やせとか精神疾患とか筋骨格系疾患はNCDsでないと書かれていますが、国際的にはこれらも立派なNCDsです。もともとコミュニカティブの語源はコミュニケーションですから、よくコミュニケーションを取っている人がかかりやすい病気です。コロナだって三密、エイズも性習慣、感染症は生活習慣病です。だから結局全部対策すればいいじゃないかってことです。別に切り分けて対策する必要があるのか疑問です。循環器疾患にだけならない社会を作りましょうとか、筋骨格系疾患だけかからな

い社会を作りましょうとか、そんなバカな話はありません。健康ってもっと大雑把なもので、こういう社会になると全ての病気がよくなるよねっていう、そういうのを作りましょうっていうことだと思います。

生活習慣病の定義には、厚労省はいまだに慢性肺疾患を入れていません。国際的には慢性閉塞性肺疾患（COPD）を加えてNCDsということばが使われています。ライフスタイルは生活習慣と翻訳されたけれど、我々がイメージしている生活習慣とは違うのです。1974年にカナダの厚生省がラロンドレポートを出しました。画期的なレポートで、病気の原因はライフスタイル5割、遺伝2割、環境2割、1割が保健医療の影響を受けるというのをデータで示し、すごいところは厚生省予算をこれに応じて配分しましょうって言ったのです。それまで厚生省予算の9割は保健医療に費やされていました。その予算をいきなり減らして、環境を良くするためとか、遺伝の研究とかライフスタイルの改善に投資しましょうとレポートを出したのです。

その後、この影響を受けてWHOがオタワ憲章のヘルスプロモーションとか出していきます。ラロンドレポートのライフスタイルは大きな集団に対して使われています。一番有名な研究はハワイに移住した日本人が日本の集団より脳卒中が少なく虚血性心疾患が多いのは塩分が少なく脂肪やタンパクが多い食習慣が原因とか、ネイティブアメリカンの人たちは脂肪摂取が多いのに塩分摂取が少ないために高血圧が非常に少ない等です。これらのライフスタイルは集団としてほとんど成人期までに形成され

ていて、その後個人で修正するのが困難です。

労働省の時代に、職業性ストレスとの関連が強いと考えられるものとして、虚血性心疾患、脳血管疾患、自殺などをあげ、生活習慣病は職業ストレス病であるという研究報告書を出しました。

最近のトピックスとしては、生活習慣病は受精時胎芽期胎児における様々なことが原因となるエピゲノム変化と、出生後の環境との相互作用との二段階をへて発症するというDOHaDです。日本DOHaD学会にいろいろ詳しく出ていますので興味のある方は見ていただきたい。一番分かりやすい例が、出生体重とその後のメタボリック症候群の発症率に関連があるということです。昔は小さく生んで大きく育てようですけど、今全然ダメですよね。大きく生んで元気に育てようということじゃないとダメですよ。低出生体重児はリスクが大きい。中高年になってから糖尿病やメタボに18倍なりやすいのです。

突然変異はDNAそのものが変わるのですが、エピゲノム変化はDNAの塩基配列は変わらないのに遺伝子の働きが変わるものです。たとえば化学物質によって遺伝子を包んでいる周りのたんぱく質が変性することによって、遺伝子が発現しやすくなったり、隠されたりする。資料が漫画で出ています。

エピジェネティクスの概念図では、低栄養、ストレス、慢性炎症、環境化学物質、タバコなどが、遺伝子配列そのものは関係しないけど、その周りを包んでいるものに影響を与えるために将来的に癌や動脈硬化

を起こすということです。

したがって、健康や病気というものは、ライフスタイル、遺伝・体質、社会・環境・労働、3つがそれぞれ相互に関連して一方通行ではないということです。遺伝がライフスタイルに対しては一方通行だと思われていたが、影響は双方向です。もちろん社会環境が遺伝に影響を与えるのは、いろんな事例があります。社会環境がライフスタイルに影響を与えるのは当然ですが、その逆の、例えばz世代のライフスタイルが、これから社会制度や環境に影響を与えてくるかもしれません。

〈健診に効果はあるのか〉

2019年にOECDが、「日本では異常なほど多くの健康診断を頻繁に行っても効果はなく、費用対効果も悪く有害にすらなりかねない」と指摘しています。ほかの国から言われるまでもなく、実は厚生労働省は2005年に研究班を作って見直しをしようと思っていました。「心電図、胸部写真、コレステロールなど16項目は根拠がない、健診をやったからといって、病気を減らす根拠がない。結局、関係あるのは血圧と身長・体重、それから飲酒歴、喫煙習慣の聞き取り、この四項目だけの健診をやればいい」と提案をしました。

しかし、なぜかその直後に特定健診が始まった。大転換です。厚労省としては減らそうと思ったのを、経済産業省がヘルスケア産業を成長させよう、サプリメントや運動の一大産業を作ろうと考えたようです。日本の製薬会社が開発したコレステロールの薬が売れる健診として特定健診が始まり

ました。

健診の効果がないというエビデンスがあります。一つはアメリカの有名なカイザー健康財団の1万人の調査です。アメリカは民間の健康保険が中心で、できる治療やかかれる病院が決まっています。どこにも入れない人はメディケイドとかメディケアとかありますが限定的です。民間の健康保険会社は病気や死亡が減れば生命保険や医療保険を払わなくてもいいので、徹底して健診の効果を確かめる研究をやりました。15年間5000人ずつフォローして健診して介入したグループと、そうでないグループを比べました。その結果は、全死亡は介入した群、介入しなかったものがほとんど変らない。ただ、大腸癌とか乳がんとかは、介入した人の方が死亡率は下がっています。いくつかの病気では効果があるけれども、トータルには影響がないということで、結局カイザー財団は健診をやめています。

一番大規模で信頼性が高いのはデンマークの研究です。6万人をランダムに二つに分けて10年間追跡しました。死亡だけでなく、循環器疾患の発症率も見ていますがほとんど差がない。介入しても介入しなくても、発症率も死亡率も差がないという結果が出たために、世界中ではそういう無駄な健診はやっていません。

私が産業医をしている中小企業で労働者の事業場健診を6000人くらい実施しています。未治療の高血圧が毎年4％ぐらい見つかります。翌年高血圧の人を治療しているかどうか調べると25％が治療しています。受診勧奨しても75％は治療していな

PHNブックレット24　159

いです。健診の効果が出ない理由の一つは健診で見つかっても治療しないからです。もう一つは治療効果が少ないことです。治療している人の翌年の改善率が65％で、ほっといて治療してない人が翌年偶然改善する率が45％。その差はたった20％です。そうすると発見率4％の治療率25％の改善効果20％を掛けると0.2％。1000人健診してその効果が出るのは2人だけです。6000人健診して恩恵を受けるのは12人です。

　糖尿病はもっと悲惨です。糖尿病の受診勧奨値はHbA1c6.5以上で、未治療糖尿病は3％です。血圧同様その25％ぐらいが翌年治療しています。ところが、治療効果ほとんどないのです。治療してHbA1c6.5以下はわずか19％です。7以上の管理不良の人が53％。一方、治療せず放置した方の約半分が翌年偶然6.5以下になります。残念ながら治療したから病気を防げるとはならないのです。

　私には日本で健康管理のターゲットを循環系の病気にした理由がいまだに解らない。日本は虚血性心疾患の発症率も低い。肥満度もBMI30以上は世界で一番低いのです。

　LDLコレステロールと死亡率の関係は綺麗なU字カーブです。非常に高い人と非常に低い人をターゲットにすれば話としてはわかるが、高いほうだけを問題にする理由がわからない。日本はLDLを測っている数少ない国で、ほかの世界的にはさっき言ったように健診そのものもしてないけど、そもそもLDLというまとまりで検査してないですね。リポタンパクを測ってい

るけれども、世界で測っているのはHDLとその他でまとめているのです。LDLを測っているのは少ない。LDLは悪玉と言われていますが、悪いのはsmall dense LDLでただのLDLは悪くない。分けて検査できないのでひとくくりで話をしてしまっています。中には、200ぐらいLDLのある人は両親どちらか高いが長生き家系も多く、極悪玉が少なくて問題のないLDLが高い人かなと思います。両親や家系の中で心筋梗塞とか突然死とか若くして脳卒中とか、特に問題なければ経過観察、心配なら頸動脈エコーやABI等動脈硬化の検査をして異常なければ経過観察と僕は指導していますが、どうでしょうか。

〈自然に健康になれる環境や社会を目指す〉
　1970年代は疫学の黄金時代で、世界的に病気の原因は何かを調べる研究が盛んにされました。タバコや高血圧は、日本や中国にもあるが動物性脂肪の摂取が少ないので心血管疾患、特に心筋梗塞が少ないという研究が出てきました。個人のリスクファクターを問題にするだけじゃなく社会的文化的な要因が大事だと注目されます。その頃にゼロ次予防の出発があるのです。定義されたのが2006年WHOの標準疫学第2版で、primordial preventionという言葉が使われ、その日本語訳してゼロ次予防と訳されました。その後、京都大学などが中心になって滋賀県長浜市で長浜ゼロ次予防研究が始まり、千葉大学がイオンモールや竹中工務店と協力して商業施設の中で自然に健康に気づき知らず知らずのうちに健康に導く仕組みなど、全国に波及しています。

一方で、健康どころか生存の危機の時代です。気候変動、化学物質の汚染、核戦争が始まったら終わりです。そういう時代に人と自然の新しい関係を目指そうという動きが始まっています。実は人間の体の中には、細菌とかウイルスのもたらした遺伝子が大量にあって。細胞の数からすると人間の細胞が60兆個のところに対して、100兆個微生物が住んでいてほかの生物に場所を提供している。まあ言ってみれば人間という都市にいろんな生物が勝手に暮らしているイメージです。

地下水の汚染が問題になっています。PFASは永遠の化学物質といわれて全く分解しません。この一部が発がん物質であると問題になっています。私が生まれた岐阜県各務原市に航空自衛隊の基地があります。川崎重工が隣接した修理工場の基地で、消火剤が大量に使われ、それで汚染されたんじゃないかと言われています。こんなのが各地にあります。東京でもあります。

〈深刻な健康格差〉

社会的な健康要因について、世界的に一番貢献され有名な方はマイケル・マーモットです。WHO健康の社会的要因委員長として、その後、イギリスの医師会長から世界医師会長だった方です。精神科の研修医時代に経験した患者で、夫にDVされ、息子は刑務所を出たり入ったり、娘さんは誰が親かわからない子を妊娠してシングルマザーになった、というお母さんがうつ病でやってこられた。指導医は「ぼくができるのは抗うつ剤を出すことぐらいだよ」と帰した。彼はそれに疑問を持って、病気の背景には、さまざまな社会的な理由があって、それに対して何かできるじゃないかと研究するようになったそうです。著書『健康格差』第7章を僕が訳しています。第7章のタイトルを、有名な詩人の詩を引用して「おとなしく流されてはいけない」としましたけど、大反省です。続きは後で述べます。

マーモットは10個の健康の社会的な決定（関連）要因も示しています。

市町村別平均寿命を見ると、非常に大きな格差があります。約十年差があります。短いのが生活保護が多い大阪市西成区、一番高いのは横浜市青葉区とか川崎とか。この辺は大企業や公務員の職員・退職者が非常に多くて一世帯当たりの平均収入が1000万円超え安定している。

イギリスの公務員の調査では、専門職に比べて非熟練労働者は寿命が短いです。女性でも6年くらい差があります。その他の環境がちゃんとしていても職業格差が歴然としています。

日本の小林先生の研究で中年期の死亡率を年齢補正し、製造技術者の死亡率を1とすると事務職は0.8です。サービス業とか農業は3以上。その一番高いところと低いところ比べると4.4倍の格差があって、その主な原因は自殺です。働き盛りの年齢の死亡率は自殺による差が大きいです。

産業衛生学会でいろんな発表をいくつか集めて僕が作った資料です。標準化死亡比を使っていますので100が標準です。住民は病気のために働けない人も入っているので、労働者より高くなります。自営業者が全死因86に対して、企業とか大企業で働いている人は41で半分ぐらいです。癌

はもっと格差が出ています。

　社会的な格差が子供の乳児死亡率にも大きな影響を与えています。大企業に勤めている世帯の乳児死亡率は千人当たり1.1ぐらいですが、無職の世代の死亡率は12.9。自営業とか農家は2倍ぐらい。

　子どもの貧困は日本では結構深刻で、ひとり親は半分ぐらいの人が貧困水準でOECDの先進国の中ではトップです。

　生活保護も日本が問題です。必要な人にとどいていないし給付額も少ない。最低賃金が低すぎる。今、アメリカのカリフォルニアの最低賃金時給20ドル（日本円3000円弱）。日本はやっと1000円届くかどうか、時給1000円で週40時間働いて年収は200万円以下なので、ワーキングプアです。せめて1500円ぐらいに時給を上げて生活保護の水準もそれに合わせていかないと日本の社会保障は口先だけとなってしまいます。年収200万以下はワーキングプアと定義をされますが、20歳代の人の半分以上が年収200万以下です。非正規が多いのが原因で、子どもがほしくても、おそらく計画が成り立たないですね。

　ほかの国はどうかみると、有名なのはJKローリングさん、ハリーポッターの著者です。外国人と結婚し子供が生まれ、夫からのDVで離婚してイギリスに戻ってきたんですよね。当然仕事もないし、子どもを抱え、所得支援を申し出た。生活保護ではなく、所得のない方に所得をここまでは保証しますという制度です。郵便局のハガキに書いて投函すると、担当官がやってきて、本当に収入がないかどうか確認する

だけで、親族に誰がいるかとかそんな調査一切せずに所得がなければ保障しますっていうことで、3日後には振り込まれる制度だと書いてあります。エジンバラ城が見える喫茶店でハリーポッターを書いて2019年の収入は大谷越えですからね。世界で一番稼いでいる女性です。収入を保障するっていうことが安心につながると思いますね。

　健康は学歴によっても左右します。高収入の所得のある世帯の子供さんは成績が良く、いい大学に入っていい会社に就職できて、高収入を得られるという好循環です。格差が世代間でどんどん拡大して行く仕組みが日本ではできています。

　東大生の世帯年収は、一般家庭に比べると高収入で年収950万円以上が半分以上です。ハーバードは平均年収5400万円です。しかも親の収入が800万円以下は貧困家庭とみなされて学費免除です。

　一方貧困になると、アルコール、ニコチン、薬物の中毒者が増えます。ストレスで不安や緊張にさらされると、人間のからだは、アドレナリンノル、アドレナリンなど緊張するホルモンが大量にでます。リラックスしようと脳は考えて、手っ取り早い方法、たとえば、過食、糖分、塩分、ニコチン、アルコールや薬物、買い物、ゲーム、ギャンブルを求めます。それでストレスが緩和されますが、長くは続かないので何度もして依存症になる。一番有名な人がマイケルジャクソンではないかと思います。緊張で眠れなくなったから睡眠薬と興奮薬使って、翌日いいパフォーマンスができ、繰り返すようになった。そのうち、睡眠薬では

効かなくなりどんどん強い薬を使い、最終的には致死量の麻酔薬で死亡しました。

　人間の一番古い脳は内臓をコントロールするホルモンや自律神経を司っています。その周りは辺縁系と呼ばれ、情動快楽をつかさどり、古い脳に影響を与えます。これらは意識的にコントロールすることができません。自分でコントロールできるのは、一番表面にある新しい皮質です。計算したり、判断したり、体を動かそうと指令して動かすわけですが、辺縁系や古い脳とは殆ど神経の交通がなく指令できません。唯一前頭前野がちゃんと働くと過剰な不安や緊張を抑えてくれますが、ストレスが長引くと疲弊してブレーキが効かなくなって、辺縁系の興奮がずっと続くことになります。緊張するホルモン、コルチゾールとかノルアドレナリンが出てどんどん闘争モードになってくる。動物が緊張する場面は殺すか殺されるかですので、闘争モードになって、高血圧、高血糖状態にして内臓に血液を回さないで筋肉だけに回します。噛まれて出血死してしまったらだめなので、固まりやすい状態になり白血球をバンバン出し、成人病の素がフル動員された状態になります。でもそういう状態が続いたら血管の中は炎症を起こし動脈硬化になります、

　ストレスからメタボになる仕組みがわかってきました。オレキシンが脳の中で増えると食欲と覚醒が増します。ストレスで疲労しているのに眠たくないし、食べたい。どんどんメタボになっていく。それを抑えるのはレプチンという脂肪の中から出るホルモンで、これがオレキシンを押さえます。食欲が減って寝ましょうという状態になる

はずですが、ストレスが続くとレプチンが働きません。一日４時間睡眠でバンバン食べている。子供や親向けの小学館のホームページに、この元の図が出ているっていうのはすごいです。

　最近、健康増進はストレスによる緊張を処理する力を強める対策が大事だとなっています。どうやってリラックスさせるか、二つ要因があります。一つは健康資源、ソーシャルキャピタル。要するにストレス処理に役立つ人・モノ・カネ・情報いろんなものです。ストレスが緩和されている人に相談する、助けを求め、困ったら助けてくれる制度につながるはずです。

　もう一つは、経験の積み重ねで作られる人生感覚の一貫性、SOC といいます。人生経験の成功体験、こうしたらうまくいった、こういうことあるよねという感覚です。ナチスドイツで収容所の生還者の方に、「人生の中でありうると思っていた、神が試練を負わせたのだから、自分は試練に耐えられる力があるはずだと思っていた」という方が多いそうです。能登地震の被災者の人たちが、仏様がほかの地域ではなくて、自分の地域に被災をもたらしたのは、私たちがそれに耐える力があるからだというふうに思えるでしょうか。

〈健康とは〉

　健康概念も変化してきました。1948 年に「完全にウェルビーイングの状態、身体的だけでなく精神的、社会的にウェルビーイングが健康である」と定義されます。

　オタワでは「健康は何かをする手段」となり、アテネでは「ストレスを緩和するた

めの社会資源があるということも含めて健康と考えましょう」となります。

オランダの家庭医がポジティブヘルスを言い出しました。「もっと自己管理する能力を高め、身体、心、生きがい、暮らし、つながり、日常機能の6次元で評価して、何が必要か、アクションが必要か人と議論しましょう。アクションのための対話をしましょう。」と言っています。

日本のコホートでも生きがいや生活の楽しみと病気との関連が明らかです。元気な人を集めて12年間フォローアップしたら、楽しんでいる人は病気の発症が少なかった。生きがいがある人、ない人にわけて調べてみると、7年間でいきがいがある人はない人に比べ生存率が10%高かったのです。

落語で笑うだけでも体の中の炎症反応は抑えられます。笑いヨガでは楽しくなくても動作だけで脳は幸せだとダマされます。

社会的つながりが強いほど死亡率が壮年期も老年期も下がります。コミュニカティブな生活は感染症になるリスクがあるが、トータルで死亡率が下がるのです。

ほっといても幸せになる世界をどうやって作るかの実践がされています。有名な塩分制限の話です。CASHというSalt and Healthに係るアクションと減塩キャンペーンです。イギリスで政府と食品会社が提携して国民に内緒で食品に使う塩分量を減らし、パンなど食品の塩分を毎年1割ずつ5年間減らしました。脳卒中と心筋梗塞が4割減りました。フィンランドも同じように塩分量を40%減らしたら、脳卒中だけで見ると8割減でした。アメリカは野菜を食べましょうっていう代わりに、貧困地区に補助金を出してスーパーの生鮮食品売場を誘致したら貧困者も野菜を食べ食物繊維の消費量が増えました。

砂糖も同じことをやろうと、砂糖税っていうのを22カ国が導入しています。もちろん日本は導入していません。導入した国では税金のかからない所まで砂糖を減らした結果、国民の糖分摂取量が減っています。

専用の自転車道路が作られています。ドイツは、高速自動車道の横に自転車専用の高速道路です。フィンランドでは除雪の順番も一番は自転車道です。

マイケル・マーモットの『健康格差』の第7章のタイトルを先ほどのように訳しましたが、今なら「ボーっと消えて（死んで）いくんじゃねえーよ！　燃えよ年寄！　叫び……怒れ！」と訳します。フランスでは、燃料税に大反対で、車椅子の人が先頭に立ってみんなのためにボーと消えずに叫び怒ってデモをしています。

私もこれに励まされて、5年前から専属産業医になりました。3万人の健診データの解析で睡眠不良が健診結果の異常の大元の原因で睡眠不良は交代勤務者に多いことがわかりました。交代勤務者の睡眠の問題をターゲットにして議論を始めていただいています。産業医は労働者の安全と健康のために、科学に基づき事業者に提言するのが役割です。

1957版の厚生白書に「社会保障は国民生活の安定策であるとともに、貧困と闘う個々人や個々の家族の努力を社会的に結集し、高度に効率化するための施策である」と書かれています。これこそヘルスプロ

モーションです。

〈保健師に期待すること〉

ひとつはエンパワーメントです。困っている人に自分で解決できるように力をつけてもらうことです。

二つ目は、アドボケイトです。代弁して必要なサービスが届くようにすることです。

三つ目は、権利と意思実現のため上司や市長・知事・議員などの権限者を動かすことです。産業医には事業者に勧告する権限・義務があります。皆さん方も法律の定めはありませんが、地域・自治体の中の健康（病気の治療ではない）の数少ない専門職として専門家でない権限者に対して事実と科学に基づき意見・指導・提言をしなければならない立場にあると思います。どうすればできるか次回議論しましょう。

2　参加者の感想

○生活習慣という視点を考えさせられた。

○ライフスタイルや地域性を知るには、地域に出ないといけない。

○健診で何をしてきたのか、効果がない項目があると知り、目の前の仕事に追われ精一杯であった。

○産学と政治が関わって政策が作られ、それに振り回されて仕事をしてきた。

○健診結果だけでなく、その人全体を見たうえで働きかけたい。

○世界の話をきいて驚いた。もっとききたい。

○長生きしたいと思ったら、人との繋がりが必要だ。

○対話とアクションを大切にしたい。

第56回全国保健師活動研究集会報告

記念講演

デジタル化と地方自治

自治体問題研究所理事長・奈良女子大学教授　**中山　徹**

I　地域に関連する国政の動向

1）安保三文書の改定

　2022年12月に安保三文書の改定が行われています。2015年の安保法制が日本で定められました。正式な名称は平和安全法制ですが、残念ながら、名前とは全く反対の内容です。2015年の安保法制の内容は、日本も国連でも定められているように集団的自衛権をもっています。集団的自衛権というのは、同盟を結んでいる国が攻められたら、自分の国が攻められていなくても、その攻められた国と一緒に戦うということです。この集団的自衛権と個別的自衛権、個別的自衛権というのは、日本が攻められたら守るということです。この集団的自衛権と個別的自衛権の両方を持つというのが国際的には当たり前ですが、日本の場合は憲法9条があるから、集団的自衛権を行使することはできないというのが、従来の政府解釈でした。

　ところが、当時の内閣による変更で、一定の条件の下で集団的自衛権の行使ができるというように憲法上の解釈を大きく変え

た訳です。ですから、それ以降、例えば日本が同盟を結んでいるアメリカが、よその国で攻められた場合、日本の自衛隊も参戦するという集団的自衛権の解釈を2015年に変えてしまいました。こういった集団的自衛権が行使できるとしたのが、安保法制です。

　そして2022年12月に安保三文書の改定が行われました。安保三文書とは「国家安全保障戦略」「国家防衛戦略」「防衛力整備計画」の3つのことをいいます。この安保三文書の改定の意味は2015年の安保法制を具体的に進めていくということです。ですが、この安保三文書の改定というのは、別に国会で議論する訳でも何でもなく、勝手に閣議だけで決めてしまっています。こんな事を閣議だけで決めてしまっていいのかという気もしていますが、議論されたことは、敵基地攻撃能力の保有です。かつて日本は専守防衛、日本が攻められたら、それを防ぐための戦力をもつこと、自衛権というのは名前のごとく自衛のための戦力でした。憲法が禁止している戦力じゃない専守防衛というのが日本政府の説明でした。ところが、安保三文書の改定で敵基地攻撃

能力を持つということは、例えばアメリカが攻められたら、アメリカを攻めたその基地を日本の自衛隊が攻撃できる力をもつということで、どう考えても専守防衛ではありません。

そして防衛予算を、2027年までに倍増するということも決めてしまいました。日本の防衛予算は少しずつ上がっていましたが、日本は専守防衛の国であり、他国に脅威を与えないというのが日本の憲法上の解釈でしたから、GDP 1％を超えないというのが不文律として存在していました。ところがそれを撤廃して、2027年までにGDPの2％まで防衛予算を増やすということも決めてしまいました。ただ、GDP 2％まで増やして終わりではありません。その後もずっと上がり続けます。大体敵基地攻撃能力を持つというのは専守防衛ではありませんが、GDP 1％の枠も取ってしまうと、世界有数の軍事大国になります。

そういうことをすすめていいのかどうかが問われるのですが、それを閣議決定で決めてしまいました。2027年までに、43兆円まで増やす、防衛費43兆円をどうやって確保するのかというので、いろいろな財源を決めていますが、例えば歳出改革です。歳出改革の3兆円とは何かというと、今の予算を減らすということです。どこを減らすかというと、社会保障です。社会保障関係の予算を3兆円ぐらい減らす、決算剰余金を全部防衛費に充てるとかです。あと例えば国有地などを売って、防衛力の予算に充てる。ただそれだけではどうにもならないから、増税をするとかですね。この増税をいつするのかは明記されていません。と

いうのは、総選挙がいつあるのかわかりませんが、その選挙の前に防衛増強するために増税をすることは与党にとっては不利になりますから、選挙が終わるまではおそらく出さないだろうと思います。

敵基地攻撃能力をつけるとか、防衛予算を倍にしていくということをやりながら、もう一方では、土地利用規制法を進めています。土地利用規制法というのは、日本の防衛上、重要な地域については土地利用を規制するという法律です。例えば住宅用の敷地をもっていたら、普通に家をたてますよね。家を建てる場合にはいろいろな土地利用の規制があります。あんまり大きいのを建ててはいけないとか、住宅地に工場を建てたらいけないなどの規制は従来からあります。この土地利用規制法とうのは、ただ単にそういうことにとどまらず、防衛上有害になるような土地利用を規制できるという法律です。それで最初は、離島などを指定していましたが、去年の最後に指定されたのは、都市部です。都市部の中にある、例えば自衛隊基地とか、そういう所を防衛上重要な地域ということにして、その周辺の土地利用を規制しています。誰が規制するかといいますと、内閣総理大臣です。

私は専門がまちづくりですが、日本のまちづくりでも、土地利用規制については、大体都道府県か、市町村です。ところが今回のこの法律は内閣総理大臣です。今の日本の動きをみると、基地と原発については、地元自治体の意向は尊重せずに国が決めるということが、非常に顕著になっていますが、今回の土地利用規制法についても、内閣総理大臣がいろいろな土地利用規制を

行っていくとなっています。

　これに指定されるとどうなるかというと、例えば自衛隊基地周辺１kmは大体規制がかかります。土地、建物が機能阻害行為、機能阻害行為というのは、日本の防衛力の増強とかにとってマイナスになるような行為、そういった機能阻害行為を防止するための土地利用規制を行っています。土地利用を変更する場合、届け出をしなければいけない等です。誰が土地をもつとか、その国籍を問うとか、国籍を問うということは、日本人じゃなかったら、基地周辺の土地を買わせないとか、そういう事になりかねない法律です。一方では従来できなかった集団的自衛権とか敵基地攻撃能力を持つ、その一方で戦時体制にとって有害な様々な行為を土地利用上も規制しています。いろいろな世界情勢をみていると、どの国も、よその国を攻めようと思うと国内では徹底的に国民の自由を奪っていきますが、残念ながら日本でも本格的に進み始めています。これは非常に危険な動きだと思います。

２）社会保障改革

　日本を戦争できる国に変えていくという動きが今非常に強まっている一方で、皆さん方にも非常に密接に関係しますが、社会保障分野の改革が進んでいます。社会保障改革というと、非常に聞こえが良いですが、2022年12月には全世代型社会保障構築会議報告書が出されています。全世代型社会保障会議というと、こどもから高齢者、障害のある人からない人まで含めて、みんな豊に暮らせるのかなとイメージしますが、全くそうではなく、どうやって高齢

者向けの社会保障を削減していくかというような報告書になっています。

　具体的に動こうとしているのが、保険料負担の引き上げ、利用者負担の引き上げなどです。少子化対策の財源を生み出したい、後期高齢者がますます増えていきますから、高齢者向けの公費負担をどうやって減らしていくのか、また今非正規化がどんどんどんどん進んでいますが、労働力の流動化が今後ますます進み、それに対応できるような社会保障制度に変えたいということもあります。また、地域医療構想による病院の統廃合、病床の削減もあります。後期高齢者が増えているため、もっと病院を充実させるというのではあれば解ります。コロナ禍でも分かったように、日本の病院が崩壊してしまって、それをどうやって強化していくという事なら話は分かります。今回の能登半島でも医療がもともと脆弱な地域で、今回のような災害があったら地震で命は助かったけれども、避難所に行ってから関連死してしまう方がたくさん出始めています。その中で日本の地域医療をどう充実させていくのかという話なら分かります。しかし全く反対で、日本の病院の統廃合では病床の削減、それをどう進めていくのか、そういった構想も動いています。

　特に今大きく争点が当たっているのは介護保険です。いろいろな見直し案が出されています。次期の計画が2024年から始まりますが、保険料をどう引き上げていくのか、本人負担をどう引き上げるのか等です。元々本人負担１割から始まり、いつのまにか、２割、３割負担が入ってきて、さらにそれをどう広げていくのか、また老健など

今までは個室ではなくて、多床室の場合は本人負担はほとんどなかったですが、その室料をどう負担させるのか、また更に第10期の計画になると、今は無料のケアプランを有料にしようかとか、要支援1、2に対するサービスは、すでにかなり削られてしまいましたが、今後は要介護1、2に対する様々なサービスも介護保険から切り離していくとかの議論も始まっています。

日本の国を戦争できる国に変えていく、そういった準備を着実にすすめながら、社会保障分野は、どうやって公費負担を減らしていくのか、そういった議論が進んでいます。

3）新たな成長戦略　地域のデジタル化

もう一つは、日本経済がうまくいっていないことです。うまくいっていない理由は後で説明しますが、政府が今考えている成長戦略は、デジタル化です。皆さんの職場でもいろいろなデジタル化が言われていると思いますが、日本のデジタル産業は国際的な競争の中では、明らかに遅れています。かつて、コンピューターが普及し始めた頃は、NEC などは独自の OS を持っていました。日本は当時、半導体も強く、コンピューター市場でもかなりのシェアを持っていました。しかし今皆さんがお使いのパソコンの OS でいうと、Mac か Windows の２つです。携帯分野でも android か Mac かの２つに集約されています。日本の大手の情報産業や IT 産業は、そういう競争には、残念ながら全く関われていません。いま、GAFAM と言われる巨大な情報産業がありますが、情報産業はアメリカ、特許の数でいうと中

国、そういった国が世界をリードする状況になっています。そういう中で、デジタル化を進めていくことで、どうやって日本の経済の活性化を図っていくのか、そこが日本の経済の成長戦略の柱になっています。

皆さん方のところでも地方創生をやっていたと思います。地方創生が終わって、デジタル田園都市国家構想に代わっていきます。デジタル田園都市国家構想というのは、一言で言うと自治体を総動員して地域のデジタル化を一気に進めるということです。地域で何のデジタル化を進めるかというと、市民生活に関わる分野です。常識的に考えると、今から例えば、Google とか、Amazon とか Facebook とか、そういうところに対抗できるような企業の育成ができるかというと、どう考えても無理です。今、日本の政府とか企業が焦点を当てているのは、地域のデジタル化です。地域のデジタル化というと市民の暮らしのデジタル化です。デジタル田園都市国家構想で非常に焦点があたっている分野というのは、医療とか、福祉とか、教育とか、もしくは、商店街とか観光とか。そういう地域に密着した分野のデジタル化をどう進めていくのか。そのデジタル化を進めていくことで、日本の経済成長を何とかして確保していきたいという思いがあります。

マイナンバーカードも一生懸命普及しようとしていますけども、地域のいろんな生活をデジタル化していこうと思うと、人々がそのデジタル化に入ってこないと進みません。それで、1億2000万人の日本の国民が、マイナンバーカードを持って、さまざまな分野のデジタル化に入っていけるよ

うにする。そのパスポートがマイナンバーカードです。ですから、マイナンバーカードの普及が進まないと、個々の市民がそのデジタル化に入ってこれない。

　今の暮らしの中ではマイナンバーカードを使うことは、ほとんどないでしょ。それはデジタル化があったとしても、別にクレジットカードとかと交通系のカードとか、色々なカードがバラバラにあって、それを使っているからです。今後は医療、福祉、教育など市民生活の様々な面で、マイナンバーカードを使えるようにしようとしています。

　またマイナンバーカードが、今後、保険証と一体化していくと医療と紐づいていったりもします。そうすると極めて高度な個人情報が一本化されていくわけです。さらに教育もそれに一本化されていくと、いろいろな情報、例えば成績も、デジタル化の中に入っていってしまいます。もしデータが外に漏れるようなことがあったら大変です。例えば僕らが学生の時は、成績証明書などがいるとなると、事務室に行って紙に書いて申請して、それから事務の人がコピーしてくれていましたが、今は学生証がデジタル化していますから、そのカードを差し込むと成績証明書とかピュッとでてくるようになるんです。それが今後は、そんなことじゃなくて学生がマイナンバーカードを持っていたら、成績証明書がでてくる。今一部の私立大学では、学生の出欠管理も、学生証をもって、入口に電車に乗るときの改札みたいなのがついていて、部屋に入る時に、学生がピッとやったら出席になる、そういうのを導入している所もありま

す。ともかく一枚のカードで全部できるようになる。そういう仕組みの検討が、今あちこちで進んでいます。そういうことを通じて、地域でのデジタル化に市民が参加できるような仕組みづくりということで、マイナンバーカードの普及が急がれているわけです。

　その中でも、典型的なのが健康分野です。今、高齢化が進む中で、個人の健康というのが、すごく大きな関心事になっています。健康管理のデジタル化を進めることで、健康管理をもっと効率的にやっていこうと、あっちこっちの自治体が計画しています。ただ、計画はしていますが、なかなか上手くいっていません。まだ思考錯誤段階でして、こんな思考錯誤段階に自治体が乗り込んでいいのかとどうかとは思いますが、例えば岩手県内の自治体の計画を紹介します。同じような計画があっちこっちの自治体でもやっています。

　どんな風に健康管理をするかといいますと、ウェアラブル端末がありますね。時計型の端末です。時計の機能ももっていますが、体温とか脈拍とか、血圧とかそういったことが全部測定できる。最近は血糖値もわかると言っていましたが、その端末でバイタルチェックができるというのが今でもあります。今でもありますが、医療機器として承認されるものだと、７〜８万円ぐらいすると思います。自動的に血圧とか脈拍とかをとって、今でもスマホなどに転送はできる。スマホに転送すると、そこに自分の血圧などが記録が残っていますが、それをどうするかというと、そのウェアラブル端末から、さらに企業がサーバーを準備し、

その端末で測った血圧とか脈拍を企業のサーバーに飛ばすんです。そうすると、企業のサーバーが、その蓄積されているデータをAIが分析して、今日の血圧は高いとか分析して、その判断が本人にメールとかLINEで届いて、今日は血圧が高いからお医者さんに行ってくださいとかくる。ところが、夕方だったら時間が取れそうだとなったら、夕方にオンライン診療をうけるように、AIが判断して、オンライン診療の予約を入れてくれる。そこでさらに薬を飲まなければいけないとなったら、オンラインで薬剤師さんの投薬指導を受ける。でも今日は夜も予定があって薬をとりにいけないというと、実用化はされていませんが、計画ではドローンで薬を自宅まで届けてくれるとかですね。そういう計画があります。同じような計画はあちこちの自治体で考えています。

さらに緊急事態の時、例えば、心筋梗塞で倒れて周りに人がいれば救急車とか呼んでくれますが、一人で倒れた時は発見が遅れてしまいますよね。こういう端末をつけていたら、異常をすぐに察知してくれる、その端末には、GPSもついていますから。その人がおそらく心筋梗塞で、この場所で倒れているとかいうのを判断してくれる。それが分かったら救急車に連絡して、救急車が倒れているところまで駆けつけてきてくれて、病院に運んでくれるとか、そんな仕組みなんですね。

マイナンバーカードが使える舞台をどんどん広げろと、政府は言っていますから、いろいろな自治体で考え始めています。救急車で搬送されるときに、マイナンバーカードをもっていたら、救急車の中で、マイナンバーカードを読み取って、この人が今飲んでいる薬は何かとか、血液型は何かとか、どういう既往症があるかとか、そういうことを読み取って、救急病院に予め伝えておく、そうするとスムーズに治療にかかれる、そういう事も計画されています。

皆さんが暮している地域で、計画されているようであれば、倒れる時にマイナンバーカードを取り出して、マイナンバーカードを握って倒れていたら、たぶんマイナンバーカードをすぐによみとって、病院に行ってもスムーズに治療を受けられるかもしれません。

ただマイナンバーカードは、そもそも持ち歩くようなものではないんです。でもマイナンバーカードが全然普及しないから、例えば交通系カードの代わりにマイナンバーカードを使って、ピッとやって電車を使うとか、高齢者だったらバス料金が半額になるとか、場合によって無料になるとかの制度がありますが、それもマイナンバーカードと紐づけることで、年齢がすぐにわかりますから、マイナンバーカードで高齢者がバスにピッと乗ったら無料で乗れるとかですね。ともかく、いろんな場面でマイナンバーカードを使うようなことが、今計画されています。どうやってマイナンバーカードを使うのか、なぜ自治体がそんなに一生懸命考えるかというと、マイナンバーカードの新たな普及を考えるようなプロジェクトについては、国が多額の補助金を出してくれるからです。だから自治体もそれだけ補助金を出してくれるなら、いろいろ考えようと、マイナンバーカードを使う

場面を増やしていくということが取り組まれています。こういうことを、今政府は進めています。

Ⅱ　自治体の動向

　自治体はどうなっているのかというと、多くの自治体は国の言っていることを無批判に受け入れていこう、国が進めようとしている方向性に乗っかることで、地域や自治体の発展を進めようと考えている自治体が残念ながら少なくないです。

　その典型は基地と原発です。今回も能登半島地震で原発が非常に問題になりました。今回は原発稼働させていなかったのですが、それでもいろいろな問題が起こりました。ニュースを聞いていたらお分かりのように、想定外を連発していましたね。そんなに想定外を連発するということは、そもそも想定がおかしかったのではないかと思いますが、油の流出でも発表のために数字を変えていました。能登半島はいわゆる活断層が密集しているところですね。そもそもそういう所に原発を作ることがどうなのかという議論を本来しなければならないですが、原発にしても、核廃棄物にしても、そういうものを受け入れると、国からお金がたくさんつきます。どこでも、自治体の財政状況が厳しいですから、財政状況が厳しい中で原発とか核廃棄物を受け入れると、国からお金がもらえるということで、それに乗っかろうとしている自治体が、残念ながら少なからず存在しています。

　また、国はデジタル化を一生懸命やろうとしていますが、自治体レベルで多くの自治体が考えているのは、大規模な開発をすることで、地域の活性化が進むのではないかという従来型の大型開発路線です。私が住んでいる大阪は、大阪万博を来年4月からやる予定ですが、パビリオンだってどれだけ建つかわからないです。また大阪万博の後は、カジノと言っています。カジノに行くぐらいだったら、こういうところに参加して勉強した方が人生豊になると思いますけど、でも万博やカジノで大阪経済の活性化を進めようとしています。またデジタル化、地域医療構想、公共施設の統廃合、コンパクトシティ、学校の統廃合、そういう国の方針を無批判で進めている自治体が残念ながら少なくないです。

　原発は発電も大変ですけど、原子力発電をすると必ず核廃棄物が出ます。日本はその核廃棄物の捨て場が確保できていません。その最終的な行き場所がないけど、みんなどんどんごみを出している状態になっていて明らかに、異常です。元々は核燃料のリサイクルと言っていましたが、それが破綻していますから、今、原子力発電をやればやるだけ、どんどん核のごみが出て、その最終処分場もない状態です。だから国はどこかでそういう処分場を確保したいということですが、この国で、最終の処分場に名乗りを上げると、お金がもらえるということで、処分場を自分のところに作ろうという自治体があります。例えば処分場をつくると3段階の調査段階がありますが、2段階目の調査をするだけで、70億円です。そうなると小さな町村になると処分場を受けいれる、しかし何万年にわたって、核廃棄物は残ります。そんなことを将来の

人のためにしていいのかと思いますが、こういう中間処理とか核廃棄物とかの受け入れなど、基地と原発についてはかなり強硬に進めています。

　また多くの自治体は大型開発に熱心です。この京都市で言いますと、ちょうど京都の市長選挙がはじまり候補者4人立候補しています。前の市長さんの後継と言われている人は、大型開発で、北陸新幹線を京都の地下を通す計画を打ち出しました。京都の地下を深くほって、新幹線を通して京都から南の方をちょっと回って新大阪までつなぐ予定です。京都と大阪はすでに東海道新幹線が通っているので、もう一本新幹線を通す必要があるのかどうかも分かりません。あと京都駅周辺の再開発を行うとか、そういう大型開発をすることで、京都の活性化を進めると言っています。京都は京都で開発すると言って、大阪は大阪で御堂筋の中心部を開発して、夢洲開発して万博やってカジノやるって言い、神戸は神戸で三宮の開発を言ってますし、姫路は姫路でこれからは西の時代だと開発を頑張る、西宮とか尼崎は大阪と神戸に挟まれて、大変だからもっと開発するんだと、もうみんな開発ばっかりです。京都と大阪の間でも、枚方とかものすごい開発計画もあるし、そんな大規模な開発ばっかりです。今の時代、うまくいくはずがないですが、大規模な開発をやることで、若者を呼び込もうとか、海外からお客さんを呼んでこようとか、そういうことに一生懸命です。でも自治体にはお金がないでしょ。お金がない時にそんな大規模開発をやろうと思うと、財源を確保しないとダメなんです。だから自治体も

国と一緒で、医療とか福祉とか教育とか、そういう予算を減らして、大型開発の予算を確保したい、そういう行政が残念ながら存在していいます。

　一方で市民向けの施策とか施設は、今どんどんどんどん減らしています。保健所もかつてに比べると減っていますよね。市に一つとかになっていますから、100万人を超える政令指定都市でも、1か所とかありえないことが起こっています。これは保健所に限らず、いろいろな施設がどんどん減っていっています。例えば公立小学校は、今から20年前は23,000か所ありましたが、今は18,000か所くらいまで減っています。少子化対策をしなければいけないという中で、公立保育所もどんどん減っています。小学校とか保育所だけじゃなくて、高校も。例えば大阪は高校の授業料無償化を一生懸命やっていました。今大阪の公立高校は無料ですが、今度は、私立高校も無料にし、その財源は大阪府が負担します。私立高校も含めて無料になれば、それはそれでよいと思いが、実は、これには裏があります。何が問題かというと、私立高校授業料は無料にする一方で今公立高校をすごい勢いで減らしています。大阪の公立高校は3年定員が割れたら廃校になります。今高校生はどんどん減っていますから、大阪ではあちこちで定員割れを起こしています。40人学級を30人学級、20人学級とかにしていけば定員は割れず、教育環境も向上します。本来そうすべきですが、教育環境の向上はせずに、同じような条件でこどもだけが減っていきますから、3年連続して定員割れし廃校にして、その財源を私

PHNブックレット24　173

立高校の授業料無料化に充てる。これから
の高校は、私立がやってくれたらいいとい
う考え方で、今の教育行政を進めています。

　無料化自体に僕は反対しません。本来無
駄な経費をきっちり削って、それで無料化
を進めていくのであれば良いですが、一方
で公立高校をどんどん減らしながら、それ
によって財源を浮かして、私立高校の無料
化を進めるっていうのは、ちょっと違うの
ではないかなと思います。同じようなこと
を何回もやっていて、学童保育を無料化す
るときもそうです。その財源をどうやって
確保したかというと、それまで直営でやっ
ていた学童保育を民間に、指定管理で投げ
てしまう。そこでコストを減らす。その財
源を使って学童保育の無料化をする。タダ
になったというそこだけをみると、良さそ
うにみえますが、実際には今まで行政が
やっていたものを減らしていく、行政はそ
ういうことに責任を持たずに、お金だけ民
間に渡してやってもらう。こういう事が本
当に良いのかどうか、問われていると思い
ます。

　また、行政の内部では非正規雇用の労働
者をどんどん増やしています。これは会計
年度任用職員ですが、今、市町村の非正規
職員の割合は40％超えています。もちろ
ん職場によって様々ですが、市町村の平均
で今非正規職員が市は43％、町村になる
と47％です。二人に一人が非正規という
ような状況になっています。

　特にそういう非正規の人の比率が多いの
は、図書館とか給食とか保育士とか実際の
現場です。会計年度任用職員を導入すると
きは、会計年度任用職員になったら、処遇

が改善されるとか、そんな議論もありまし
たが、全くそんなことは起こらずに、残念
ながら、会計年度任用職員にする最大の理
由は賃金を低く抑えるためです。当然市民
の暮らしのことを考えて、一生懸命行政の
職員は頑張って仕事をされているわけです
が、自分の生活そのものが、極めて不安定
な状態におかれている。だから行政は、民
営化統廃合を進めながら、行政の内部では
非正規雇用をどんどん増やしていく。残念
ながら、そういうことが今起こっているの
ではないかと思います。

　そして、そういう自治体は市民参加にあ
まり熱心じゃありません。今時、市民参加を
そもそも否定する行政はないと思います。
けれども、国が言っているものを無理やり
受け入れて、大型開発をやって、公共施設
の統廃合や民営化を進めている自治体が、
一生懸命市民参加をすすめるかというと、
大体そういう行政は市民と一緒に行政運営
をしていこうという姿勢ではありません。
保健師さんの仕事は、どのように地域の暮
らしを維持していくのか、健康を維持して
いくのか、衛生状態をどう改善していくの
か、そういうことを市民とともに考えてい
くべき職場です。残念ながら大型開発を一
生懸命やり、自治体の職員の非正規化もど
んどんすすめる自治体は市民と一緒に考え
ながら、行政を運営していく、そういう視点
にたっていないのではないかと思います。

Ⅲ　地域と市民生活はどうなるのか

1）地域から平和が奪われる

　今いったような国の動きが今後も進んで

いくと、一体地域や市民の生活はどうなるのかということですが、まず最も深刻なのは、平和が奪われてしまうことです。皆さん方の保健師としての仕事も、きちんとやっていこうと思うと、平和というのが大前提でしょう。ウクライナとかガザ地区とか見ていただいていたら、お分かりのように、その地域の平和が奪われてしまい、いつミサイルが飛んでくるかわからないとか、そんな状態で市民の暮らしとか安全とかって言っても、それはあり得ないわけです。

日本は戦後、日本が攻めることも、攻められることもなかった、それは日本国憲法があるからです。日本国憲法があるから、集団的自衛権も行使しない、日本が攻めることもしない、他国に脅威をあたえない、そういう事が戦後ずっと続いてきましたが、2015年から、だいぶ雲行きが怪しくなっています。

九州、沖縄から台湾、フィリピンに至る線を第一列島線と言います。中国がもし攻めてくるような事があった場合、中国艦隊が太平洋とかに出ていこうとするような場合、この第一列島線で食い止めなければいけないという線です。今日本の防衛上、この第一列島線が非常に重要になっています。第二列島線というのは、日本列島からグアムの方にいく線です。まず第一列島線をどうやって守り、ここからどうやって攻撃するかとか、これが今の自衛隊と米軍の大きな戦略になっています。

いろんな兵器を活用しながら、第一列島線から中国艦隊が大量に出ていくのをどうやって、防ぐのか、また、中国本土をどう

やって攻撃するのか、そういうことがずっと検討されています。それを実現するために、今、九州から沖縄にかけての自衛隊、米軍基地の再編が急ピッチで進んでいます。ただ、基地の再編は九州・沖縄が中心ですが、そこだけにとどまりません。全国的に基地の再編が進んでいます。

この動きは、2015年安保法制以降で、日本列島が攻められなくても、よその国を沖縄から自衛隊が攻撃するということが当然おこります。集団的自衛権、敵基地攻撃能力、しかも、MLIといって、以前は例えば普天間基地のような大きな基地があって、そこから攻撃するということが基本でした。ところが、もし戦争状態になると、その基地は当然攻撃対象になります。基地は戦争がおきると、すぐに攻撃対象になってしまうから、そうならないようにする必要があるんです。MLIは、大きな基地を構えないで、小規模で移動するんです。だから普天間とか大きな基地を構えて、そこから飛行機が飛び立ったりしますが、そうではなくて、いわゆる戦車とかミサイルとか移動させながら、小さな基地を作って、常にそこから移動しながら、相手国を攻められるようにしていくスタイルです。そうすると相手もどこを攻めたらいいかわからない。その代わり例えば沖縄だったら、沖縄で基地以外のところから、移動しながら相手を攻める、そんな戦術をもっています。そうすると基地以外にあっちこっちむやみやたらにミサイルを飛ばしてくるようなことが起こりかねません。だから沖縄の県知事なんかは、このMLIが本格的に動くとどういう事態が地域に生じるのか、その辺り

PHNブックレット24　175

をきちんと考えなければいけないと仰っていましたが、本当にその通りだと思います。

　基地周辺は危ないのは今までも同じです。基地からだけではなく、機動的に小さな基地を作って、それを移動させながら、相手国を攻める。これをやろうと思ったら、米軍だけでは無理です。地域の実情をよく知っている自衛隊との共同作戦じゃないとできません。当然、暮らし、健康は、地域の平和が大前提です。その平和が安保法制以降、さらに2022年の安保三文書以降、極めて厳しい。憲法9条があるにも関わらず、いつ戦争に巻き込まれても不思議ではない状況が、日本でも起こりだしていることを、きちんと見ていく必要があります。日本は戦後、戦争にはもちろん、日本にある沖縄の基地からベトナム戦争の時に、飛行機は飛んでいきましたが、日本の自衛隊が参戦したわけでありません。今、その事がいつ崩れてもおかしくないです。保健師の皆さんがいろんな仕事をしていくためには、平和が大前提で、その平和ということが脅かされていることを、もっと直視しておく必要があるんじゃないかなと思います。

2）環境問題の深刻化

　地球環境の負荷も増大しています。もし炭酸ガスの発生量がこのまま22世紀を迎えてしまうと、地球の温度がどう変化するのかということですが、昔も温度変化はありましたが、0.5度とか、そんな範囲です。ところが20世紀の終わりから温度変化が大きくなっています。地球温暖化です。放っておくと、一気に5度以上上がります。ど

う考えても、異常な温度変化です。地球温暖化が一気に進みかねないのが今の状況です。地球温暖化が進むと、水面が上昇する。この100年くらいの間に19センチ水面は上昇していますが、もし温暖化が止まらなかったら、21世紀末には1.5mから2.5mくらい水面が上昇します。水面が1m上昇したら、日本の砂浜の9割以上が失われ、ほとんどの日本の砂浜がなくなってしまいます。

　それを防ぐのは、極めて単純で、炭酸ガスの発生を減らせばいいんです。再生可能エネルギーを重視することが最も重要ですが、日本は先進国の中でも再生可能エネルギーの利用率が最も低い国の一つです。確かに日本は、石油はでません。でも再生可能エネルギーでみると、日本は宝庫です。これだけ地震が多いということは火山もあって、例えば地熱発電があります。日本は風も強いです。それが台風なんかにもなりますが、風力発電なんかも候補です。そういった再生可能エネルギーをもっと重視すれば良いですが、相変わらず火力発電とか、地球温暖化を防止するためにということで、原発にしがみついています。例えば関西で言うと、大体5度ぐらい温度が上がると奄美大島ぐらいの温度になります。そのくらいの気温になると、僕は街づくりをやっていますが、街路樹もヤシの木なんかを植えるのかなとか思います。深刻なのは、地球温暖化は一回進むと、今の科学では元には戻らないことです。

3）災害に脆弱な地域の拡大

　能登半島の地震もありましたが、この辺

りで一番大きな予想がされているのは、南海トラフ地震です。南海トラフの巨大地震は30年以内に起こる可能性が70〜80%です。地震の確立が70〜80%というのは、通常では考えられない発生確率です。交通事故で大けがする確率よりもはるかに高い確率です。それが、わかっていても、その対策がきっちり取られているのでしょうか。

今回の能登半島の地震でも、この3年間あのあたりでは、かなりの地震が起こっていました。にもかかわらず、なぜあのような状況になってしまったのか。能登半島の地震では、すごく初動の対策が遅いでしょう。阪神淡路大震災の時でも仮設住宅の建設は3日目ほどで始まっています。ところが、今回はいろいろな理由があるにしても、仮設住宅の整備も遅れています。仮設住宅も避難所の状況も、30年近く前の阪神淡路大震災の状況から、ほとんど改善されていません。なぜ日本はこれほど地震が多くて、自然災害が多い国なのに、ヨーロッパにくらべると、避難所の状況がひどいのか。

医療関係者の中ではすでに言われていましたが、阪神淡路大震災以降に、震災関連死も認めたでしょう。しかし残念ながらほとんどその対策が進んでいません。例えばヨーロッパで自然災害が多い国はイタリアですが、イタリアと日本の避難所をくらべると雲泥の差があります。ヨーロッパの先進国で、体育館でごろ寝する国はどこを探してもありません。

阪神淡路大震災が30年前に起きた時は、まさか巨大地震が神戸でおこるとはほとんど想定されてなかったので、避難所の体育館で寝たというのは、やむを得なかったかもしれませんが。それから30年近くたった今でも、同じことが起こっています。なぜもっとそこにちゃんと予算をつけないのか。段ボールをきちんと備蓄して、区切るというような仕組みを作っておけば、ある一定のプライバシーは保てます。関連死が非常に大変だというのは、体育館の冷たい床で寝るからです。段ボールでベッドを作るだけで、全然違います。能登半島では1年前にも震度6の地震があって、巨大地震がくる可能性が高いとずっと言われていたにも関わらず、残念ながら今回の事態を招いているわけです。

大型開発を頭から否定しませんが、いつどこで起こるがわからないような災害対策になぜもっときちんとした予算がつけられないのか、そういうことを、もっと考えておく必要があるんじゃないかなと思います。

南海トラフの巨大地震が起こると、今のままだと被害は甚大です。これは予測されています。極端にいうと、今日の夕方おこっても不思議ではありません。でもその備えができているかというと、残念ながらできているところは少ないです。もちろん日本の国がよその国に攻められる確率がゼロだとは言いませんが、ごく僅かでもあるかもしれません。でも外交努力によって、それを限りなくゼロに近づけていくことができるはずです。今の科学では、いくら政府が頑張っても南海トラフ巨大地震の発生をなくすことはできません。できることは、どうすればその被害を減らすのか、ある程度どういう被害が起こるかも、予測できる。

PHNブックレット24　177

じゃあなぜそういうところに、もっとお金をきちっと使っていかないのか。そういうことを真剣に考えていく必要があると思います。

4）雇用の不安定化、実質賃金の低下による生活不安の拡大

不安定雇用がどんどん増えています。残念ながら、政府は賃金を上げなければと言っていますが、物価の上昇に賃金が上がることが全然追い付いていません。日本は、他の国と違っていわゆる一つの企業でずっと勤めていく、そういう雇用が以前は一般的でした。もちろんいろいろな弊害はあります。でもこの間進んでいるのは、非正規雇用の増大です。中高年で非正規雇用が増えているだけじゃなくて、若い人でも非正規雇用がどんどん増えていっています。しかも、先進国で賃金が、この20年間日本は一番下の線です。日本だけが、実質賃金が下がっています。

この4月から政府は異次元の少子化対策を始めます。異次元の少子化対策を否定しません。ただ、政府の言っている異次元の少子化対策は非常にしょぼいでしょう。異次元というけれども、例えば児童手当を中学までだったのを高校卒業まで3年間延長する、3年間延長したらどうなるかっていうのと、第1子、第2子については1か月1万円ですね。3年間延長すると36万円増えます。増やすことに反対はしませんが、1か月1万円で、3年間で36万円の対策をしたからといって、こどもをもう一人っていう人がどれだけ出てくるかというと、ほとんどいないと思います。大学の授業料を無償化するという案もありましたが、結局それは消えてしまって、今言われているのは、大学院に行ったら、とりあえず授業料無料にしようかと。ただ、それはとりあえずなんです。どういうことかというと、働きだしたら、授業料は後払いで払ってくださいと。それは無料でも何でもなく、大学の授業料は今までと一緒で大学院の授業料だけ後払いにしようかとか、そんな対策でその出生率が上向くとは、どう考えても思いません。

残念ながら、今の日本でこどもを産んで育てようかっていう人は、なかなか増えないです。その最大の理由は、若者が自分の将来の生活を見通せない、賃金が上がらない、雇用が不安定。子育てとは、一回こどもを産んだら、10年、20年と育てていかないといけない。ところが、自分の来年の暮らしがどうなるかもわからない、そういう若者が増えている時に安心してこどもを産むかっていうと、無理です。一番重要なのは、若者の雇用の安定です。それをどのように保障していくのか、そこにメスを入れない限り、不安定な雇用、行政でいうと会計年度任用職員をどんどん増やして、正規雇用を減らしていく、学校の先生でも教諭を採らずに講師で対応する、そういう不安定な雇用形態を、どうしていくのか、そこにきちっとメスを入れていない限り、児童手当をちょっと増やすとか、大学院の授業料を後払いにするとかでは追いつきません。異次元の少子化対策には、図書館とか美術館とかで赤ちゃん連れのお父さんやお母さんがきたら、並ばずにはいれるようにしようとしています。いいと思いますが、

そもそもお父さん、お母さんが、どこまで美術館、博物館にこどもを連れて行っているのか、よくわかりません。そういう政策をたくさん並べても、抜本的に少子化に歯止めがかかるかっていうと、それは無理で、日本で崩れてきた雇用形態をどう考えていくのかということ抜きに、少子化対策は、いくらやっても無理だと思います。

一方では、国際競争力をつけなければいけないと、今大手企業に対して、いろいろな支援をどんどんやっています。残念ながら、その結果何か起こっているかっていうと、同じような仕事をしていても、大手と中小では全然賃金が違う。例えば大手企業と、福祉系の労働者や第一次産業で働いている人の間でどんどん格差が広がっています。こういう格差をどう是正していくのか、皆さんの職場で言うと会計年度任用職員の女性です。これは典型的なジェンダー問題です。女性の賃金や雇用の安定をどう確保していくのか、女性がきちんとした雇用の下で働ける適正な賃金、そういうことが保障されていくということが、日本のジェンダーの問題を解決していくことが、極めて重要な問題です。そういうことをもっと見ていく必要があるのではないかと思います。

それと残念ながら、今、社会保障や教育予算の削減が止まりません。日本の防衛費をみると、明らかなように、2022年までは日本の防衛費の予算はGDP1％までにするということがあり、安倍内閣の時でも少しずつしか上げられませんでした。ところが、23年から一気にあがってきます。これは何かというと、安保三文書の改定以

降です。23年それから来年度24年そこの予算が上がって、2％まで近づけていこうと思うと、大体の上がり方が見えてきます。防衛予算の伸び方が異常なのは明らかです。予算を伸ばしてしまうと、増税をするか、社会保障や教育予算を削るしかありません。だから防衛予算をのばすということは、日本の平和にとって極めて深刻な問題をもたらしますが、もう一方では、敵基地攻撃能力を持とうと思うと、トマホークを爆買いしなくてはいけないとか、そんなことが起こってきます。その予算を確保するために、社会保障、教育予算を削減するしかないです。こういうことをやっていくことが本当に国民生活にとっていいのかどうか、そこをもっと真剣に考えないとダメだと思います。こういうことをやっていると、残念ながら地域の衰退も止まりません。

5）人口減少による地域の衰退

あと深刻なのは、人口減少です。もちろん人口が増えればいい、減ったらダメとか、そんな単純な話はないですが、日本の人口減少は、先進国の中でも、異常なスピードで進んでいます。今1億2000万人ですが、22世紀を迎えるころには、6000万人、今の半分くらいまで人口が減ります。さらにその後もずっと減り続けます。100年くらいの間に人口が半分以下になるのは、どこの国も、未だかつて経験したことのないような人口減少です。

人口減少が日本で進むのは、やむをえないです。日本は、人口が減ってしまうような構造になっています。ですから、日本の国で人口を増やすというのは、並大抵では

ないですが、今のような減り方でどんどん減っていくと、地域経済、地域での暮らしも大変なことになります。なんで、こんなことが起こるかというと、一つは合計特殊出生率、一人の女性が一生の間にもつこどもの数、これが先進国の中で、最も低い値を推移しているからです。去年の出生率はまだ発表はありませんが、22年の合計特殊出生率は1.26です。一人の女性が1.2人しかこどもを産んでいません。こどもを産みたくないと思っている人が増えているというよりも、産みたいけれど安心して産めないような社会になっているから、こどもの数がどんどん減っているのです。

元々の目標では、2020年に1.6ぐらいまで上がっているはずだったのですが、実際の変化をみると、どんどん減っています。それでとうとう2022年は1.26まで減って、統計を取り始めて最低の値になっています。23年の発表は、おそらく22年を下回ると思います。

その結果、生まれてくるこどもの数もどんどん減っています。23年の発表はまだですが、22年は、77万人。1年間で生まれてきたこどもは、団塊の世代の時は1年間で250万人産まれています。団塊の世代のこどもさんで、大体年間200万人、22年が77万人でおそらく23年は73万人ぐらいまで、さがるのではないかと言われています。このまま行くと、すごい勢いで日本の人口が減ってしまいます。

要するに、一方では防衛力を増強して、もう一方では社会保障、教育を減らしていく、それで保育所を減らす、学校も減らす、そうすると地域の子育て環境が悪化します。こういうことをやり続けていると、いつまでたってもこの出生率の回復は見込めません。地域が一体どうなっていくのか、そういうこともっと真剣に考えないとダメかなと思います。

あと、これは東京一極集中では止まりません。2020年に地方から首都圏への転出を0にするという目標を掲げました。目標が実行できていれば、東京への一極集中は止まっているはずです。実際はどうなったかといいますと、コロナまでは、ずっと東京一極集中が止まらず、2021年はコロナの中で一極集中がやや減りましたが、22年にはまた一極集中が増えだしています。おそらく去年はまた、かなり増えていると思います。特に地方は大変で、少子化が止まらない、こどもがどんどん減っていく、若い人を中心に東京一極集中が止まらず進んでいます。だから特に地方経済は非常に厳しいです。それでこのまま推移すると、地方はその地域そのものが成り立たなくなる、そんなことが起こりかねないのではないかと思います。

本来の地域経済がこんなに厳しいのは、別に大型プロジェクトが進まないからではなく、日本経済の半分以上は個人消費ですが、その個人消費が全然回復しないから、日本の地域経済が厳しいんです。個人消費を増やすためにはどうしたらいいのか、そういうことを考えないとダメですが、一方では社会保障を減らして、もう一方では増税を行って、それでいつまでたっても不安定雇用を減らさない、そんなことをやっている限り、いつまでたっても地域経済の低迷が続いていくのではないかと思います。

大阪は、カジノで地域経済を打開すると言っています。なぜカジノで地域経済が活性化するのかというと、海外から裕福層が大阪に来てカジノでお金を使ってくれて、カジノで遊んだ後、大阪や関西周辺を旅行して、お金を落としてくれるからと言っています。まあ、そんなことは起こらないと思います。大体、海外からくる富裕層がカジノで遊んだ後、あっちこっち観光する保証がないですし、今カジノも、どんどん形態が変わり、今の主流はオンラインカジノです。海外の富裕層でも、わざわざ行かなくても、カジノをする気になれば、オンラインでいつでも遊べるという方向に、投資の向きが変わってきています。だから大きなカジノビルを作って、それで海外から客が来るかっていう保証は全くありません。

その結果、大阪のカジノは、お客さんの7割は日本人を想定しています。日本の客を想定しているということは、どういうことかというと、今までカジノ以外で使っていたお金をカジノで使うということです。カジノ以外で、例えば地元の商店街の一杯飲み屋でお金を使ったら、地域のお金にもなるでしょ。でもカジノでお金を使うとカジノでお金が回ってしまいます。地域経済にはむしろマイナスになります。だからカジノを誘致して、地域経済の活性化を図るなんて言うことは全く夢物語でね。こんなことをやっている限り、いつまでたっても地域経済はよくなりません。

6）公共施設統廃合による生活困難の増大

その一方で、公共施設がどんどん減っています。今、国は公共施設の統廃合を進め

ろという方針で、自治体によっては、国の言いなりになって、公共施設を、どんどん減らそうという計画を立てています。皆さんの住んでいる地域でも、公共施設がどんどん減っていると思います。人口が減り、財政も厳しくなる、だから公共施設を減らすということで、ひどい自治体になると、今後20、30年の間に公共施設を80％以上減らすというところもあります。公共施設を80％減らしてしまったら、市民生活が成り立ちません。こんな計画を、平気で立てている行政があります。

またデジタル化は、今のままでいくと地方自治の縮小につながります。例えば今度の4月から始まる異次元の少子化対策でも、こども誰でも通園制度を始めると言っています。こどもだれでも通園制度は、0〜2歳で保育所とかに行っていないこどもが対象で、一時保育と似ています。今のところ想定されているのが、月10時間までなので、週に1回2時間半使ったら、週4回で終わりです。でもまあそういう制度をやって、そのお父さんやお母さんが子育てで孤立しないようにするわけです。

今は保育とか子育て支援は市町村が責任をもっています。その地域のことを一番知っている市町村の判断で、この地域で保育をどうするか、子育て支援をどうするかを決めています。ところが、こども誰でも通園制度のシステムを作るのは国です。どんなシステムか詳細発表されていません。おそらく今の政府の文書をみている限り、コロナワクチンを受ける時の申し込みと同じようなシステムになるのではないかと思います。市役所から個人宛の申し込みの書

類が送られてきて、そこには例えば市町村の番号が入っていて、ホームページを立ち上げると、市町村の番号を入れたら、市町村が出てきて、その中でコロナワクチンが打てる医療機関がずらずらでてきて、医療機関をクリックしたら条件が出てきて、例えばかかりつけの患者さんのみとか、こどもさんはダメとか、それでその医療機関をクリックしたらいつだったら受けられるとかね、それで何曜日の何時ごろを押したら申し込み完了するという仕組みを作ったでしょ。おそらくそれと同じようなものを作ると思います。そういうマッチングで利用申請をしても、そこには市町村はほとんど関わりません。システムを国が作って、事業者はそこに登録して、受けたい人はスマホから申し込む。

　子育て支援なんて、そんなマッチングで本当にできるんですかね、保育所からしたら、今までみたこともない子が突然、明日くるわけでね。大丈夫かなと思います。ただそれをこども誰でも通園制度だけではなく、保育所本体にも導入するというのがこども家庭庁の考え方なんです。こども家庭庁の詳細は分かりませんが、包括ワンストップシステムとして、おそらくこれも、さっきと同じようなシステムを国が作って、保育所とかをそれに全部登録して、それでお父さん、お母さんがスマホで場所などを押したら、地域の保育所がずらずらと出てきて、ここの保育所には、1歳児1人、2歳児3人空きがあるとかが出てきて、そこを選択して申し込むみたいなシステムを国は考えていると思います。

　そうなると、今まで、市町村が地域の実情に応じて、いろんな施策を展開していたことが、できなくなります。皆さんがお分かりのように、お父さんやお母さんがそういうシステムに堪能で、パッパッと使いこなせる人であればできるでしょうが、必ずしもそうでない人もたくさんいます。もしくは子育てをあまり考えていない、ネグレクトのお父さん、お母さんが、自ら率先して申し込むかどうかなど、いろいろな問題が起こってくると思います。また障害のあるこどもをどう受け入れていくのかとかね。このシステムにのるこどもはまだいいかもしれないですが、そこに乗らないこども達は、一体、どうなってしまうのかが問題です。

　しかも個人情報はどうなるのか、例えば誰でも通園制度でも、特定の保育所に、ずっと通ってもいいし、今週はここ、次はここ、次は幼稚園とかいろいろなところに行ってもかまいません。その場合、こどものいろんな情報をどうするかっていうと、このシステム上で、前に利用したこどもの状態とかを、このシステムからダウンロードできるとかね、そんな風になっていくんです。そうなると、個人情報もすべて含めて、システム上で管理をして、それを北海道から沖縄まで同じようになるのです。

　こういうデジタル化を進めていくということが、本当にきめ細やかな子育て支援につながっていくのかどうか、重点的にきちんと対応しなければならない家庭のこどもがそれで対応可能なのか、そういうことをもっと考えていかないとダメだと思います。

　今政府が言っているのでは、利用者が自

分の判断で申し込めるようにした方が良い
とか、こういうシステムを導入したら、自
治体職員の仕事も軽減されるだろうとか、
そういうことで、デジタル化をどんどん進
めようとしています。デジタル化が、いろ
いろな分野で急速に進んでいます。子育て
の分野、教育分野でも、かなり急速に進ん
でいますが、子育てとか教育分野というの
は人材が足りない、その人材が足りない最
大の理由は給料が安いとか、いつまでやっ
ても仕事が軽減されないとか、責任は重い
とか、そういう理由でなかなか人材が集ま
らないのですが、そこを解決せずに、デジ
タル化をやったら、解決しますよという形
でどんどん進めようとしています。こうい
う弊害をもっと真剣に考えていかないと、
あっちこっちでデジタル化進めたけども、
こんな問題が起こってきたという事態にな
ると思います。

Ⅳ　地方政治が変わるとき

　そういう状況の中で、地方政治はどう
やったら変わるのか。地方政治には、動く
条件があります。これは極めてシンプル
で、22年に東京都杉並区長選挙で岸本さ
んが当選されましたが、投票率は前回の区
長選挙と比べると、5％以上上がっていま
す。それを年齢別にみてみると、一番投票
率が伸びているのが20代です。その次に
伸びているのは30代で、投票率は全体で
伸びていますが、明らかにぐっと上がった
のは、20代、30代、40代です。性別で
みると、60代だけ男性が多いですが、そ
れ以外は全部女性の投票率の伸びの方が大

きくなっています。明らかに岸本さんを生
み出した原動力は若者と女性です。投票率
がぐっと上がった時に、大きく地方政治が
変わっていくんです。21年の横浜市長選
の例ですが、山中さんがカジノに反対して
立候補された時です。杉並区ほど顕著では
ないですが、ここでも一番投票率が伸びて
いるのは20代で、その次は10代で、50代、
60代ぐらいは男性の伸び方が大きいけれ
ども、若い世代は女性の投票率の伸びが大
きいです。全体でみると、投票率は37％
から49％、一気に12％も上がっています。
選挙で大きく地方政治が変わる時は、投票
率が伸びます。特に伸びるのは、若者と女
性の票です。

　これは選挙ではないですが、大阪市が大
阪都構想を進めるということで2回住民投
票をして、2回とも否決して大阪都構想が
挫折しています。その前後に市長選挙があ
りまして、大阪市長選と住民投票の投票率
を比べると、2020年にあった住民投票の
時は、市長選挙と比べると、住民投票の方
が投票率は10％も高いです。そしてどの
年代の投票率が伸びているかというと20
代です。30代、10代の投票率も伸びてい
て、男女で比べると女性の伸び方の方が大
きい。また、2015年の住民投票の時はま
だ10代に投票権がなかったので、統計が
ありませんが、直近の市長選と比べると、
住民投票の投票率は16％も上がっていま
す。若者の投票率の伸びが一番大きく、こ
の住民投票では、女性の伸びがすべての男
性の伸びを上回っています。

　結論的に言いますと、地方政治が大きく
変わるかどうかというのは、投票率があが

るかどうかで、ほぼ決まります。今まで大型開発ばかりやっていた市長さんが、大型開発よりも、社会保障を重視する市長さんに変わる、そういう大きな変化が起こる時は、投票率が上がるというのとほぼイコールです。

投票率が上がらずに、地方政治が変わるということはほぼありません。なぜ投票率が上がるとそういうことが起こるかというと、今まで政治とか社会に不満をもっていたけれども、どうしたらいいのかわからない、今までは選挙に行っていなかったとか、そういう層が、選挙に行って投票したらひょっとしたら変わるのではないか、そういう風に思う人が増えて投票率が上がると地域が動きます。投票率が上がるということは、その政治や社会を変えたいという人の票が増えることとほぼイコールです。もともと今の政治や社会におおむね満足している層は、大体選挙の重要性を知っていますから、投票に行っています。そうじゃなくて、不満があるけれども、どうして良いかわからない、だから選挙にいかなかった。そういう人達が選挙に行けば、地方政治ががらっと変わる可能性があります。

どうすれば投票につながるかというと、女性と若者です。もちろん、中高年の男性がどうでもいいって訳ではなく、女性、若者の投票率を上げることができるかどうか、ここが地方政治を大きく変えられるかどうかの、最大のポイントです。

また、地方政治を変える条件があって、市民が不満をもっている、そういう不満はどうすれば解消できるのかという政策をきちんともっている、もう一つは、どういう

政治勢力が伸びれば新たな政策が実行できるのか、その主体を示せるかどうか、その政策とか、主体を女性や若者にどう伝えていくか、そういう方法がしっかりしていること、それと継続的にそういうことをやっているかどうか、そういう要件がきっちりできているところは、地方政治が実際に動いています。この間も、そういう風な形で動いている自治体が、そう多くはないですが、存在しています。

V　自治と公共性の再生

政策的にみて、今どういう政策がいるのかということですが、端的にいうと自治と公共性の回復です。冒頭から言ってきたように、今の自治体は、国の政策を無批判に受けいれているところがたくさんあります。国が市民の生活を十分に守らない、そういう政策を展開しているのであれば、それに反対して、それとは違う政策を展開するのが、今自治体の果たすべき役割です。だから、原発を再稼働させるなんていうことにはきちんと反対していくとか、国が病院を減らしていくというのであれば、そういうことに反対して、きちんと病院を維持していく、公共施設を減らすのではなく、地域でどうやって公共施設を維持していくのか、非正規労働者を増やすのではなく、もっときちっと雇用していくためにどうするのか、そういうことを考えていくのが、自治体の役割じゃないかなと思います。

それと同時に公共性をどうやって再生していくのかということです。何でも民営化ということで、どんどん民間に任せていく、

そのような行政が増えていると思います。でも、本来そうではなくて、行政は市民を守るために、やるべきサービスは直営できちっと展開するべきです。まず、今重要なのは地域福祉です。高齢化もどんどん進んでいきます。民間に任せるのではなく、本来であれば、地域包括支援センターやケアプランの作成なんかは少なくてもそのくらいは、直営でやるべきじゃないかなと思います。また、公営住宅がどんどんどんどん減っていますが、年をとって安心して暮らし続けようと思うと、公営住宅を維持していくことが重要です。もっとそういう市民福祉を行政が先頭にたって、維持していく、そういう政策がいるんじゃないかなと思います。

教育もそうですね。学校の統廃合を進めていくとか、先ほども言いましたように、公立学校を減らしていくのではなくて、行政はもっと教育条件の改善を行っていく、こどもが減るのなら、統廃合するのではなく少人数学級の導入をしたらいいんです。そうすれば学校をつぶす必要がなく、地域に学校を残すこともできます。

地域経済もそうです。今までの地域経済というと、大型開発や規制緩和をやるような事が、地域経済政策のようになっていますが、そうではありません。もっと地域でお金を回していく、地域の中小企業をどうするのかとか、社会保障の経済効果をきっちり考えていくとか、市町村が責任を持って考えていく、地域経済における公共性の回復も必要です。

まちづくりもそうです。防災も含めて、規制緩和ではなく、暮らし続けられるようなまちづくりをどう展開していくのか、行政はもっとまちづくりの公共性を重視していくべきじゃないかと思います。何でも民間に任せる規制緩和をするのではなく、行政がもっと責任をもって政策を展開していくという公共性をもっと追及していくべきじゃないかなと思います。

また、行政が公共性を追求する一つの大きなポイントは、自治体そのものの再生です。先ほどから言っているように、自治体の職員の非正規化が進んでいます。本来必要な職員の確保ができていません。そんな状態で行政の公共性を何とかしろと言っても、できない訳です。皆さんがきちっとした仕事をしていこうと思うと、それにふさわしい職員の確保が必要です。行政がきちっとした公共性、市民の視点にたって仕事をやっていこうと思うと、正規職員を確保して、定数を維持することが重要になると思います。

結局、犠牲をうけるのは市民ですから、行政職員の正規化、必要な定員の確保をもっと市民にアピールして、議論しながら、行政がきちっとした公共性を果たせるようにする必要性があります。

VI　自治体を変革する主体

自治体を変革してしく主体がどこにあるのかということですが、最近の知事選挙の様子をみていると、国政では与野党対立しても、地方政治では、みんな一緒に選挙をやっているような地域がたくさんあります。国政レベルでは、特に今の政権が非常に不明瞭な政治をやっているとか言って一

生懸命攻撃していますが、地方政治になるとみんな一緒に候補者かついでいます。そういう地方政治をやっている限り、なかなか地方政治を変革することは難しいと思います。京都もそうですが、保守が分裂していたりします。この間増えているのは、野党共闘型です。野党共闘といっても、いろいろな野党があるので、みんなの野党が共闘するのは無理ですが、国政レベルでの野党が共闘する、野党が候補者を一本化して、知事選挙をするというのも増えています。ただ、それでもそういうのは全国で4分の1しかないです。今の地方政治を変えていこうと思うと、主体をきっちり作っていかないとダメです。

それでその主体を市民にきっちりわかる形で、表現をしていく。東京都杉並区の選挙の場合は、候補者自身もすごくよかったですが、今のある国政レベルでの野党が協力してひとりの候補者を推す、そういうことができたんです。やっぱりそういう形ができると、市民にとっても対決点が非常に鮮明になって、この候補者にがんばってもらったら、地方政治は変わるんじゃないかなという、わかりやすさが出てくると地方政治が動きます。いい政策を実行していくためにはどうすれば、それが実行できるのか、どういう候補者なのか、どういう政治勢力が伸びれば実行できるのか、わかりやすく市民に知らせることができるかどうかなんです。

もともと今の国政レベルでの野党共闘というのは、2015年の安保法制に反対するというところから動いています。そういうところを大事にしながら、地方政治レベル

でも今の政治を大きく変えていける、そういう主体を分かりやすく、市民の前に示せるかどうか、それが今の地方政治にとって非常に重要じゃないかと思います。確かに野党共闘型の知事さんも増えています。それでも今の時点で5人ですから、1割です。こういう野党共闘型の地方政治を作っていけるのか、そういうことを考えていく必要があると思います。

Ⅶ　さいごに

皆さん方が、もっと働きやすい職場を作っていく、市民のことを第1に考えて仕事ができるような職場を作っていく、実際、市民のことを第一にやっていこうと思うと、市民とともに様々なことを取り組んでいくというのは不可欠だと思います。そこはぜひきっちり考えていただきたい。市民とともに物事を考えていくことは、市民のニーズを把握する上で重要で、当たり前のことです。市民とともにいろんな業務を行っていく、市民に寄り添いながら、仕事をしていくっていうのは、単に市民ニーズを把握するだけではないです。

もっと重要なことは、人づくりだと思います。その場合の人とは、その地域のことを一生懸命考えて、地域のために行動する、言い換えると、自治能力の高い市民と言っていいと思います。自治能力の高い市民をどう作っていくかということが行政の最終的な目標です。

じゃあ、どうやったら、そういう市民が育つかというと、市民は実践を通じてしか育ちません。だから例えば地域の公衆衛生

なんかを考える場合でも、その市民自身が、自分のこととして考えられるような状況になってくると市民が育っていく。単に、市民ニーズを把握するだけではなく、そういう自治能力の高い市民を育成していくということでも、市民参加は不可欠です。

　皆さんのように最前線に立って仕事をさ

れている方が、常に市民とともに市民によりそって働けるかどうか、そういうことを通じて、市民自身が自分のものとして考え、自治能力の高い市民に育っていきます。市民参加とは、最終的には自治能力が高い市民を作りだしていく、非常に崇高な仕事なわけです。

〈ＰＨＮブックレット№.24〉
ポストコロナの公衆衛生　健康対策と保健師活動の課題

2025 年 1 月 15 日　初版第 1 刷
著　　者　岡部信彦ほか
企画・編集　全国保健師活動研究会

発行者　永島憲一郎
発行所　萌文社（ほうぶんしゃ）
〒 102-0071　東京都千代田区富士見 1-2-32　東京ルーテルセンタービル 202
　　　　　　　　TEL 03-3221-9008　FAX 03-3221-1038
　　　　　　　　郵便振替　00190-9-90471
　　　　　　　　Email info@hobunsya.com　URL http://www.hobunsya.com

印刷・製本／モリモト印刷　装丁・組版／いりす

©Nobuhiko Okabe. 2025. Printed in Japan　　　　ISBN978-4-89491-409-4 C3036